O ÓBVIO QUE VOCÊ DEIXA PASSAR

Diretora
Rosely Boschini

Gerente Editorial
Carolina Rocha

Assistente Editorial
Giulia Molina

Controle de Produção
Fábio Esteves

Preparação
Opus Editorial

Projeto Gráfico e Diagramação
Vanessa Lima

Revisão
Andréa Bruno e Natália Domene

Capa e Ilustrações de Miolo
Rodrigo Cardoso

Impressão
Gráfica Edições Loyola

Copyright © 2020 by Felipe Moller
Todos os direitos desta edição são
reservados à Editora Gente.
Rua Original, nº 141 / 143 – Sumarezinho
São Paulo, SP – CEP 05435-050
Telefone: (11) 3670-2500
Site: www.editoragente.com.br
E-mail: gente@editoragente.com.br

Dados Internacionais de Catalogação na Publicação (CIP)
Angélica Ilacqua CRB-8/7057

Moller, Felipe
    O óbvio que você deixa passar: a resposta que sempre buscou pode estar
mais perto do que imagina / Felipe Möller. – São Paulo: Editora Gente, 2020.
    192 p.

    ISBN 978-65-5544-042-3

    1. Ficção brasileira I. Titulo

20-2932   CDD B869.3

Índice para catálogo sistemático:
1. Ficção brasileira

FELIPE MOLLER

O ÓBVIO QUE VOCÊ DEIXA PASSAR

A RESPOSTA QUE SEMPRE BUSCOU PODE ESTAR MAIS PERTO DO QUE IMAGINA

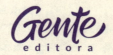

CARO LEITOR,

Queremos saber sua opinião sobre nossos livros.
Após a leitura, curta-nos no facebook.com/editoragentebr,
siga-nos no Twitter @EditoraGente, no Instagram
@editoragente e visite-nos no site www.editoragente.com.br.
Cadastre-se e contribua com sugestões, críticas ou elogios.

NOTA DO PUBLISHER

Sonhar é o maior combustível humano. Sem um objetivo, uma meta, um desejo, não saímos do lugar. Nós crescemos e nos tornamos melhores a cada passo que damos em nossa busca por realizar nossos sonhos e mais do que isso: nossa jornada se cruza com a de muitos outros – um encontro decisivo é o suficiente para nos mudar para sempre.

Descubra juntamente com Thiago, Ciça, Sandro, Camila, Rodrigo, Luana e Jaqueline como as vezes deixamos o óbvio passar despercebido, que a vida passa rápido e, se não prestarmos atenção, perdemos o que é mais importante no meio do caminho. A rota para nossos sonhos passa por erros, aprendizados, subidas e descidas, que se tornam mais fáceis de compreender e superar quando temos apoio de quem mais amamos.

O Felipe Möller, autor que tenho muito orgulho em publicar, foi um desses encontros muito especiais. Eu fiquei admirada com a generosidade dele em cada gesto e no trabalho que desenvolve nas redes sociais por meio da Fábrica de Mentes e de seu perfil pessoal. Agora, ele dá um passo decisivo: despertar cada leitor a fim de perceber o valor que pode encontrar até mesmo nas situações mais cotidianas.

Desejo que *O óbvio que você deixa passar* seja uma grande leitura para você, leitor. Com certeza, jamais me esquecerei desses personagens que, cada um a seu modo, faz-nos perceber traços de nós mesmos.

Rosely Boschini – CEO e publisher da Editora Gente

Dedico este livro a todos os amigos que me apoiaram em minha jornada, a cada um dos seguidores que, com suas histórias, me ajudaram a construir a minha. Dedico-o à minha família, que sempre apoiou cada uma das minhas loucuras. Ao meu irmão e meus sobrinhos, pela motivação. À minha irmã Cláudia, que me inspira por sua coragem. À minha esposa, Laura, minha inspiração diária e que constrói ao meu lado esse legado, e, por fim, aos meus pais, Mirian e Roberto Möller, pelo dom da vida, por minha educação e por ser quem eu sou.

AGRADECIMENTOS

Confesso que nem em meus sonhos mais loucos me via escrevendo um livro tão cedo. Mas muita gente me fez acreditar que eu poderia ser um escritor. Aliás, muitos me mostraram que eu já era um. Então, quero voltar lá atrás, em 2005, e agradecer aos diretores, professores e todos os meus amigos do Colégio Ábaco, em especial ao 13ma, nossa classe e como sempre nos chamávamos na época da escola: vocês me pegaram pela mão em muitos momentos, principalmente para que eu passasse nas matérias mais difíceis.

Um pouco mais adiante, conheci o mundo do empreendedorismo e, com ele, o Rafa que me apadrinhou, além de algumas amizades que estão comigo desde o primeiro dia da Fábrica de Mentes: Bads, Lia, Polinho, Taty e Tinho. Vocês sabem tudo pelo qual passamos lá atrás pra chegarmos até aqui. Tantas ideias, tantos briefings, tantas histórias e risadas. Agradeço a vocês por terem topado essa jornada, sem qualquer garantia, mas com um sonho gigante dentro de nossos peitos que hoje toma forma de livro.

Quero também agradecer ao meu amigo e irmão Danilo, que me apoiou a começar esse projeto, com dicas, *insights* e coragem para dar os primeiros passos. Além dele, o Kellvyn, o Guilherme e o Ullysses (*in memoriam*), pela parceria de sempre. Aos amigos debochados Dani, Rigolino e Fernandinho, por desenharem o logo da Fábrica e depois o terem feito todo de post-it no meu computador. Ficou lindo, mas quase fomos demitidos por isso. Viva o deboche!

A Edgar, Mariangela, Alberto, Sofia, Marcos Paulo, Thiago, John, Rony, Antonio e tantos outros que estavam naquela imersão, um agradecimento especial: obrigado pelo desafio e também pela coragem que me passaram naquele dia. Certamente ali vocês me deram o empurrão para criar este livro. Vocês me mostraram que eu já era um escritor. Bastava apenas colocar o meu sentimento no papel e dar vida às histórias que eu já tinha em mim.

Agradeço também a minhas grandes amigas Bruna e Karen. Vocês leram da primeira linha até a última virgula deste livro. Obrigado pela paciência e pelo carinho de sempre e também por me ensinarem tanto sobre português nesses últimos meses!

Sou grato a toda a equipe da Editora Gente, em especial a Rosely Boschini e a Carolina Rocha, que me deram asas para voar nessas histórias e acreditaram em mim e em meu potencial. Ao meu agente literário, Guto Kater, que me acompanhou nessa jornada. Aos amigos Marcelo Toledo e Crica Wolthers, pelo suporte e pelas palavras de incentivo. À minha grande amiga Soraya, por me apoiar em tantos momentos de minha vida.

Ao Leo, Bruno, Rafa e Renan, por ajudarem a disseminar essa mensagem ao máximo de pessoas. À Pam, ao Fillipe, ao César, à Jaque, ao Savoia, à Gabriela, à Gilmara, ao Richard e a tantos outros que leram os dois primeiros capítulos e deram dicas importantes. A todos os meus parceiros das redes sociais, que nos ajudaram a chegar aonde estamos hoje. Aos amigos de Mastermind pelas informações e a todos que dispuseram um tempinho para uma ligação, uma *live* ou um áudio longo de WhatsApp para me direcionarem ao resultado desta obra.

Agradeço também à Juliana Goes, que topou escrever com carinho cada uma das palavras do prefácio deste livro, e ao meu amigo e grande ilustrador Rodrigo Cardoso, por criar tão brilhantemente cada ilustração que compõe esta verdadeira obra de arte. Vocês, certamente, tornaram este livro ainda mais especial.

Por fim, agradeço aos meus familiares pela educação e por acreditarem em mim. Aos meus pais, Mirian e Roberto Möller, por guiarem meus passos desde sempre, dando-me suporte emocional para continuar perseguindo meus sonhos e acreditar que eles poderiam se tornar realidade. À minha tia Lúcia, por ter me dado tantas oportunidades que me trouxeram até aqui. Agradeço à minha esposa, Laura Möller, por tanta dedicação, parceria e por, além de ser minha rede de apoio em todo esse processo, viajar nas ideias comigo neste livro. E claro, quero agradecer à minha sogra, Lúcia, por ter feito minha esposa tão especial assim.

E, para finalizar, agradeço a todos os seguidores da Fábrica de Mentes: vocês são a principal razão de termos chegado até aqui. As histórias a seguir não são mais minhas, são nossas, e, a partir de agora, todos os personagens que verão nas próximas páginas farão parte da sua própria história. Que eles ganhem vida a partir do momento que se encontrarem com você.

Porque, em março de 2015, quando escrevi o primeiro *post* da Fábrica, eu não sabia que te encontraria neste dia de hoje, mas foi exatamente naquele dia que tomei a decisão de te encontrar.

Desfrute.

SUMÁRIO

PREFÁCIO 13

1 | Falhou, tá falhado, e não se falha mais nisso 17

2 | Construa a sua própria história 29

3 | Sonhar pequeno ou grande dá o mesmo trabalho 43

4 | O universo trará um erro antigo de volta só para
ver se você aprendeu a lição 55

5 | Decisões desafiadoras definem destinos 67

6 | Essas noites maldormidas valerão a pena 85

7 | Não é preciso ter pressa, tudo chega a seu tempo 105

8 | Um dia você vai agradecer por não ter desistido 125

9 | Errar, superar, aprender e recomeçar 145

10 | Quem sabe aonde quer chegar não pega atalhos 161

11 | Seja pego desprevinido, mas nunca despreparado 173

PREFÁCIO

Dentro de cada um de nós, temos um buscador. São inúmeras as nossas buscas ao longo da vida. Ao longo de uma jornada de desenvolvimento, então, nem se fala! E, por mais que a gente tenha diferentes perspectivas, valores, desejos, algo temos em comum: a busca por respostas. É inevitável. Respostas para nossos problemas, nossos dilemas, nossos conflitos. Respostas que possam ser como salvadoras de nós mesmos ou de um momento desafiador. E seguimos buscando. Buscando em outros lugares, buscando em novas oportunidades, em cursos, mentores, viagens, leituras, quem sabe? Sim, são muitos os caminhos e as tentativas – possivelmente frustradas – de encontrar aquela luz que trará a clareza que tanto desejamos. Por outro lado, podemos acabar criando a ideia, muitas vezes ilusória, de que as respostas são difíceis de encontrar e que, quanto mais nos empenhamos nessa procura, mais as respostas se afastam. Saiba que você não está sozinho nisso, e essa leitura, ainda que seja mais uma tentativa sua de encontrar as tais respostas, será diferente (e para melhor)!

Se você fizesse agora uma breve retrospectiva dos seus dias, como tem sido sua relação com o cotidiano? A gente se acostuma com o dia a dia, entra em modo automático e, consequentemente, cria uma distância de percepção sobre as coisas simples que fazem parte do nosso entorno. Nossa atenção acaba sendo muito mais dirigida para outros lugares e outros contextos bem mais distantes de nós, que só nos desconectam do aqui e agora. Ouso fazer-lhe uma pergunta: quantas vezes, de fato, você se permitiu olhar para si mesmo? Olhar para seus dias, para quem está ao seu lado, para a simplicidade do cotidiano com a devida atenção. Atenção essa que conecta cabeça e coração abertos a perceber. Muito além de ver, o ato de perceber envolve mais sentidos, envolve mais conexão, inclui relevância,

14 | O ÓBVIO QUE VOCÊ DEIXA PASSAR

importância, especialmente às coisas simples. Dessa forma, é possível ir resgatando a capacidade de reconhecer no seu próprio entorno sutilezas que trarão uma outra perspectiva sobre a vida e, consequentemente, as buscadas respostas.

Ainda que a gente vá se perdendo nessa capacidade de ser e estar sensível para perceber as respostas que estavam ali, na ponta do nosso nariz, há pessoas que nos ajudam a reconectar com esse ato, que, no fundo, é uma dádiva. Felipe Möller é um ser humano desses, capaz de gerar transformações e impactar pessoas com tamanha simplicidade. Sem invadir, ele chega com suas palavras e gentilmente remove algumas vendas que a gente nem sabia que estavam ali, impedindo-nos de ver a vida com um novo olhar. Quando o conheci, não levou muito tempo para reconhecer sua habilidade de captar sutilezas e transformá-las em ensinamentos. Suas palavras, que hoje em dia impactam milhões de pessoas, foram responsáveis por muitas transformações. Impulsionaram pequenas mudanças e geraram grandes resultados. E vão continuar gerando, conforme a gente permite desarmar nosso modo automático, sintonizando-nos com textos e mensagens contidos neste livro, capazes de conectar com nossa sensibilidade, na maioria das vezes, já adormecida.

Conectar com essa sensibilidade é possível quando nos voltamos para dentro, para aquilo que se passa em nossa cabeça e em nosso coração e para o que se passa nesse cotidiano tão simples e tão constantemente negligenciado de valor. E pode ter certeza: nesse despertar, há uma infinidade de respostas. Elas já estão aí, dentro de você, e podem ser acessadas com pequenos ajustes, como o ato de estar mais presente e atento àquilo que a vida está propondo, em forma de experiências, desafios, diálogos, trocas de ideias — todos eles necessários para que a gente possa gerar aprendizados. Felipe consegue traduzir de uma forma sábia os acontecimentos que talvez deixaríamos passar despercebidos em lições que enriquecem nossa jornada de desenvolvimento. A leitura a seguir também nos convida a quebrar paradigmas sobre a banalidade do dia a dia, propondo uma nova relação com o corriqueiro que pode conter em suas entrelinhas valor e aprendizados inestimáveis.

Ao longo da leitura, vamos percebendo quanto faz sentido despertar para esse óbvio que ficou anulado, ocultado, escondido; expandimos nossa capacidade de olhar, ver e perceber além, muito além, da superficialidade com a qual acabamos nos acostumando, nos acomodando. Saimos do modo automático que nos rouba a sensibilidade, que bloqueia a empatia, que anestesia nossa humanidade. E que bom! Voltamos a viver, sentir e nos conectar com as importantes lições que o trivial pode trazer, valorizando o real poder do nosso próprio dia a dia, dos casuais encontros, das palavras certeiras e dos diálogos simples e sinceros, na construção de uma vida com muito mais significado. Reestabelecer essa proximidade com a vida real é, ao mesmo tempo, despertar das tantas ilusões que nos afastam das nossas próprias respostas.

Juliana Goes

jornalista, cofundadora do Zen app, palestrante

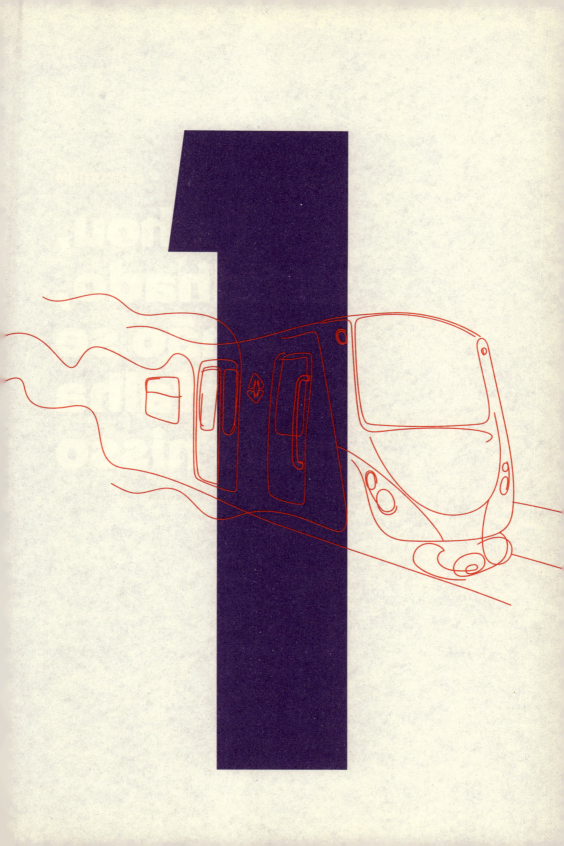

CAPÍTULO UM

Falhou, tá falhado, e não se falha mais nisso

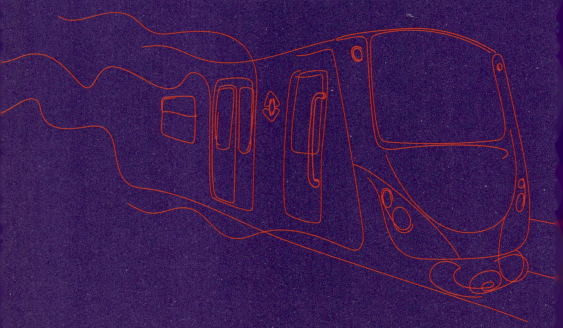

"Eu não posso falhar! Não posso!"

Essa voz não parava de ecoar na mente de Thiago. Era uma quarta-feira chuvosa, daquelas em que ninguém quer sair de casa. E foi exatamente isso o que aconteceu com ele: não conseguiu sair da cama quente e confortável. Sentia-se como no ventre de sua mãe, aconchegado e tranquilo. Era possível ver o sorriso em seu rosto enquanto dormia serenamente. Um sorriso que logo se desfez ao ouvir a mãe abrir a porta em um supetão.

— Thiago, meu filho! Você está atrasado! — avisou ela.

— Que droga, mãe. Por que não me acordou antes? — disse Thiago, ainda embaralhado das ideias.

Ele não sabia o que mais o atrapalhava: se as palavras raivosas desferidas contra a mãe ou a coberta que insistia em não largar seu corpo e quase o fez cair da cama, aumentando ainda mais a raiva que sentia.

Entrou correndo no banho. Nem sequer se preocupou com a água que não esquentava. A pressa era tanta que não daria tempo de a temperatura ideal ser alcançada. Com uma mão ensaboava o corpo; com a outra segurava a escova que espalhava rapidamente a pasta por seus dentes largos e brancos como leite. Quem olhasse a cena de longe, se assustaria com tamanha coordenação; Thiago conseguia fazer movimentos diferentes cada vez mais ágeis. Diriam que era fruto de seu cérebro evoluído, uma das boas características do jovem de vinte e um anos.

"Evoluído? Se fosse, eu não perderia a hora!", diria Thiago se alguém ousasse falar isso naquele momento.

Saiu do banho, secou-se rapidamente e, ainda um pouco molhado, vestiu a camisa muito bem passada que Maria, sua mãe, trazia. Thiago continuava com raiva, mas não tinha tempo para discutir com ela, senão se atrasaria ainda mais para o seu compromisso.

20 | O ÓBVIO QUE VOCÊ DEIXA PASSAR

Ele saiu em disparada. O ponto de ônibus mais próximo era a duas quadras dali. A mochila pesada, com os livros da faculdade que cursava à noite, dificultava a corrida. Olhou para o relógio, eram 6h43. Pelas suas contas, o próximo ônibus passaria em menos de dez minutos. Era hora de apertar ainda mais o passo.

Finalmente estava na rua. Mais alguns metros e chegaria ao local em que o ônibus passava. Pensou em recuperar o fôlego, mas não dava tempo. Olhou para trás e viu o ônibus virar a esquina. Tinha que voltar a correr, principalmente porque os motoristas dali pouco esperavam pelas pessoas. Correu como nunca. Talvez nem Usain Bolt o alcançasse. Ledo engano, pois o ônibus rapidamente o ultrapassou.

Não daria tempo, pensou.

Esse foi o primeiro momento em que Thiago pensou que não podia falhar. E não podia mesmo; afinal, depois de muito tempo tinha conseguido uma entrevista para trabalhar em uma agência de publicidade, seu grande sonho profissional. Mas sua primeira meta era entrar naquele ônibus. Via de longe, um a um, os passageiros embarcando e suas chances diminuindo.

— Ei, me espera, motorista, por favor! — bradou Thiago de longe.

Seu grito chamou a atenção do último rapaz da fila, que, ao ver o jovem correndo, fez sinal de positivo e tratou de diminuir o passo para dar tempo de Thiago chegar.

— Você vai subir ou não? — gritou o motorista.

— Vou, sim, "motô". Vou, sim! — disse o rapaz de moletom preto visivelmente surrado e desbotado. Foi o tempo exato de que Thiago precisava para chegar ao ônibus. Que sorte a dele.

— Valeu, meu irmão! Você me salvou. Obrigado mesmo!

— Magina, mano. Esse motorista é assim todo dia, puta mal-humorado. O que custa esperar um pouco? As pessoas descontam nos outros o que deveria ser responsabilidade delas. Foda isso, né?

As palavras do novo amigo entraram como uma lança no peito de Thiago. "Foda isso, né?" Ele se lembrou de sua mãe e de quão injusto fora com ela. Ficou por momentos em transe e nem percebeu que seu tênis estava todo molhado, pois pisara em uma poça d'água quando deu o último pique para alcançar o ônibus. Só acordou quando Fernando, o novo colega, empurrou-o para que passasse a catraca antes que o motorista parasse no próximo ponto.

A viagem era longa. Aquele ônibus lotado era apenas a primeira parte do caminho. Para piorar, era um trajeto que Thiago pouco conhecia. Antes de subir em sua próxima condução, Thiago foi seduzido pelo cheiro de comida. O aroma vinha de uma das barraquinhas próximas ao terminal de ônibus. Não tinha tomado café da manhã e seu estômago acusou o golpe ao sentir o perfume doce de seu bolo favorito.

— Bom dia, o que o moço vai querer?

— Eu quero um bolo de cenoura. Está com uma cara ótima!

— Olha, não é porque fui eu que fiz, mas todo mundo diz que não é só a cara que é ótima.

— Eu senti o cheiro de longe e não resisto a um bolo de cenoura, ainda mais com essa casquinha durinha de chocolate na cobertura.

— Ah, que bom, então! Tome aqui. Quer mais um guardanapo?

— Quero, sim, sempre me sujo inteiro. Pareço criança.

Thiago pediu também um café com leite para viagem. Perguntou quanto era e fez o pagamento para a simpática senhora que o atendera e lhe desejou um ótimo trabalho. O garoto abriu um sorriso, torcendo confiante para que as palavras daquela senhora se tornassem realidade. O tempo era curto e, pelas instruções em seu celular, tinha que pegar mais um ônibus até o metrô e só então estaria quase próximo do local da entrevista.

"Que viagem, hein mano?", Thiago se lembrou da frase dita por um de seus colegas da faculdade na noite anterior. "Pra eu ir até lá, teriam que me oferecer um salário muito alto", disse outro. Por um momento, Thiago até deu razão para esse colega. A viagem era muito longa. O pior é que, pela sondagem, o salário oferecido pela empresa não era lá grande coisa. Ficavam praticamente elas por elas. "Ah, mas tem vale-refeição, hein? Aí compensa",

22 | O ÓBVIO QUE VOCÊ DEIXA PASSAR

essa foi a justificativa de um terceiro colega de sala, o que arrancou risos de todos os outros na roda.

Mas não era isso que Thiago buscava. Queria impactar pessoas. Desde pequeno, ficava vidrado em frente à TV assistindo aos comerciais que passavam entre um programa e outro. Os que apareciam nos intervalos do futebol ou da novela eram os melhores. Adorava esses momentos. A única briga era com o pai, que, ao escutar a frase "Voltamos já", logo pegava o controle remoto para trocar de canal, procurando outro programa qualquer para se distrair. Mas o garoto era esperto e logo corria para a mãe, Maria, pedindo que voltasse ao canal anterior. Quando pequeno, Thiago ficava babando, imaginando como eram criados todos aqueles comerciais. Ficava pensando como faziam para um simples produto se tornar tão interessante. Fora a parte musical, que o deixava ainda mais animado. Seus olhos brilhavam com cada propaganda. Foi ali que o desejo de ser publicitário nasceu dentro de seu pequeno coração de criança.

E esse desejo estava mais próximo de se concretizar a cada estação de metrô. A cada *"next station"* que ouvia, o frio na barriga aumentava. Um misto de sentimentos tomava conta de seu corpo, e a voz que ecoava em sua cabeça tornava a repetir que Thiago não podia falhar.

Próxima estação: Brigadeiro. Desembarque pelo lado esquerdo do trem.

Era aí que ele tinha de descer. Dessa vez, o esforço seria menor, já que nas estações anteriores quase fora empurrado à força para fora do vagão. E não era força de expressão. A cada parada, as pessoas quase se digladiavam para sair daquela lotação o mais depressa possível. O aperto era tanto que dava para ouvir a música que tocava no fone de ouvido de uma garota que estava logo ao seu lado. Esse, talvez, tenha sido um dos poucos momentos em que Thiago conseguiu relaxar. Achou graça ao reparar que ela ouvia um ritmo bem dançante, o que não condizia com sua feição fechada.

Na verdade, essa expressão sisuda era a mais comum entre aquelas pessoas. Por um momento, ele deu uma rápida olhada ao redor e todos apresentavam a mesma feição. Caras fechadas, olhos cansados e ombros caídos.

Queria ser notado e que seu potencial fosse enxergado pelas pessoas ao redor.

@felipemoller

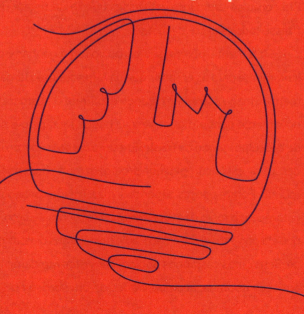

24 | O ÓBVIO QUE VOCÊ DEIXA PASSAR

A postura da maioria era a mesma: mais pareciam zumbis, sem vida ou esperança de dias melhores. Estavam ali por estar. Porque não havia outro caminho a seguir. E isso era triste. Tantos potenciais desperdiçados, tantos sorrisos amarelados, tantos sonhos abandonados.

Aquela graça que Thiago sentiu ao ouvir o ritmo dançante nos fones de ouvido da menina deu lugar a um sentimento de tristeza. O frio na barriga se espalhou por todo o seu corpo e não era porque o ar-condicionado no vagão estava praticamente congelando a todos, mas porque o ambiente estava pálido com essas pessoas sem vida ao seu redor. Sentiu o peito apertar e uma falta de ar dominar seus pulmões. Queria sair dali o quanto antes, e notar que sua estação de destino finalmente havia chegado foi um alívio.

Apesar de o clima de apocalipse zumbi continuar nos corredores, fora do vagão Thiago estava levemente mais confortável. Talvez por não estar mais enlatado como sardinha. Talvez porque os rostos tristes não estavam mais tão próximos do seu. Era impossível negar que todo aquele sentimento negativo havia mexido com ele. Toda aquela empolgação que sentira ao receber a resposta da secretária da agência convocando-o para a entrevista ia derretendo dentro dele. Era como se seu corpo estivesse coberto de tinta e um balde de água gelada fizesse toda essa cor desbotar.

Subitamente, porém, seu corpo voltou a ganhar vida. Enquanto caminhava lentamente para as escadas que davam acesso às largas ruas do lado de fora do metrô, Thiago sofreu um grande esbarrão. O susto foi tão grande que o trouxe novamente para o mundo real. O baque foi rápido e só pôde ouvir um pedido de desculpas vindo da frente. Era uma garota com um grande casaco vermelho, desses de estilo europeu que protegem muito bem do frio em qualquer lugar do mundo. Foram poucos segundos, mas Thiago conseguiu vislumbrar quase perfeitamente o rosto daquela jovem. Pele morena e bronzeada, o que evidenciava que ela não estivera em São Paulo nos últimos dias; afinal, só chovia nessa cidade. Seus olhos castanhos podiam ser vistos rapidamente por trás dos óculos de armação dourada, acompanhados de um sorriso que mostrava dentes dignos de anos de consultório dentário. "Seriam de porcelana?", indagou-se Thiago. Pela perfeição daquele rosto aveludado, não somente os dentes deviam ser feitos de porcelana.

Esses poucos segundos lhe trouxeram à tona um sentimento diferente. Era como se todo o seu corpo esquentasse, mesmo com o frio intenso que fazia naquele dia. Sentiu as bochechas corarem. O desejo era de correr atrás daquela garota, nem que fosse para apenas perguntar seu nome. Mas ainda que corresse tão rápido quanto antes, para conseguir subir no ônibus, Thiago não a alcançaria. Somente viu o casaco vermelho sumir em meio àquele mundo de gente que se aglomerava diante das escadas rolantes.

Tarde demais. Não somente para descobrir aonde ia aquele ser angelical mas também para a sua entrevista. Olhou relógio: faltavam oito minutos para as nove da manhã, o horário marcado na agência. Lembrou-se do e-mail que dizia "não toleramos atrasos". Agora, mais do que nunca, era hora de correr. Optar pela escada rolante era decretar o fim de suas poucas chances de chegar a tempo. Subiu os degraus das escadas de dois em dois. Suas longas pernas e seu porte atlético o favoreciam nesse momento e o ajudaram a chegar ao topo rapidamente. Thiago saiu pela direita e logo viu outra escada pela frente. Utilizou a mesma técnica e em poucos segundos estava na rua. Pelo mapa que construíra em sua mente, estava a poucos minutos do local. Não quis pedir informação; simplesmente saiu correndo na direção indicada.

— Eu não posso falhar! Não posso!

Olhou de viés para seu relógio. Tinha agora somente dois minutos para chegar ao local. Pelos seus cálculos, o lugar era ali. Buscou nas fachadas o número certo, sem sucesso. Não era possível, tinha que estar ali. Mais uma olhada para o relógio: 8h59. Thiago então pediu ajuda a um senhor que passava pela rua.

— Desculpe, senhor. Pode me ajudar? Onde fica a alameda Santos, 333? É aqui, né?

— Putz, você veio para o lado errado. Esta aqui é a São Carlos do Pinhal. A alameda Santos fica do outro lado da avenida. Ó, você vai até ali, atravessa a rua e...

26 | O ÓBVIO QUE VOCÊ DEIXA PASSAR

Thiago não ouvia mais nada. Não daria tempo. Era esse o veredito de sua mente. Tinha falhado. Enquanto o homem ainda dava instruções, a raiva tomava conta do jovem que, mais uma vez, terceirizava a culpa de sua derrota. Mesmo com o tempo estourado, Thiago decidiu ir até a agência de publicidade. Quem sabe teria uma chance? Chegou ao local às 9h13. Tocou o interfone na esperança de ser atendido.

— Oi, quem é?

— Oi, bom dia. Sou o Thiago, vim para a entrevista.

— Oi, Thiago. Infelizmente, a dinâmica já começou. Não posso permitir sua entrada.

— Poxa, moça. E os quinze minutos de tolerância?

— E existe isso? No e-mail estava claro que não permitiríamos atrasos.

— Por favor, essa vaga é muito importante pra mim.

— Desculpe, mas, se fosse realmente importante, você estaria aqui no horário combinado.

As palavras da secretária acabaram com seus últimos argumentos. Realmente ela estava certa. Thiago perdera, naquela manhã fria e chuvosa, uma das maiores chances de sua vida. Mas não era justo. Logo com ele? Um cara tão gente boa, que ajudava todo mundo, que ficava até mais tarde terminando o trabalho da faculdade, já que os amigos não estavam nem aí. Que injustiça!

Se não fossem as pessoas na escada. Se não fosse o aviso do metrô, que insistia em pedir às pessoas que não atrapalhassem o fechamento das portas. Se não fosse o esbarrão naquela garota de vermelho. Maldita garota!

Eram vários os "se não" que Thiago tinha em sua cabeça. Mas nenhum era culpa dele.

Não foi culpa dele subir pelo lado errado da escada e pegar a saída contrária. Não foi culpa dele ficar acordado até tarde no dia anterior e, com isso, perder a hora na manhã seguinte. Muito menos ter parado rapidinho naquela barraquinha para comer. A mãe, o motorista, a tia do café, a companhia do metrô, os zumbis das estações, a garota de vermelho. Todos eram culpados, menos ele, o alecrim dourado que nasceu no campo sem ser semeado.

Sabe-se lá quando teria uma nova chance. Isso se tivesse uma. Voltaria para a sua rotina de atendente de telemarketing, sem plano de carreira, sem crescimento profissional e, pior, sem vale-refeição. Era isso que os amigos da faculdade falavam de sua profissão e, pela decepção daquele momento, Thiago certamente concordava.

Não era essa a vida que queria. Queria ser grande, queria impactar mais pessoas. Queria fazer comerciais cheios de luzes e efeitos e que deixassem crianças vidradas na TV. Queria ser notado e que seu potencial fosse enxergado pelas pessoas ao redor. Embora se destacasse em seu trabalho atual, com boas notas, taxas e resultados, não era isso que queria.

O ambiente da avenida Paulista deixava Thiago ainda mais decepcionado consigo mesmo, pois essa era a vida que ele queria viver. Pessoas vestidas elegantemente, prédios gigantes e espelhados, semáforos a cada esquina, ciclofaixa e largas faixas de pedestres. Tudo isso era novidade para o garoto. Sentia-se em outro país, tão diferente era aquele cenário para ele. Não queria voltar para casa e dar a notícia à mãe. Nem poderia; afinal, deveria voltar ao trabalho naquele mesmo dia, pois dissera ao supervisor que tinha médico pela manhã. Estava tão confiante de que tudo daria certo que até já havia planejado a forma como pediria as contas no trabalho, inclusive sonhara com isso, motivo dos seus sorrisos antes de ser acordado pela mãe naquela manhã.

Cabisbaixo, Thiago pegou o caminho rumo ao trabalho. Com mais tempo, percebeu a placa indicando a saída correta para a alameda Santos e se lamentou. Se tivesse tido um pouco mais de atenção, a essa altura estaria com boas chances de conseguir um emprego novo.

O metrô, agora praticamente vazio, estava ainda mais gelado. Sem zumbis, sem muvuca, sem trilha sonora. O que estivera triste de manhã agora havia se transformado em completa solidão. No terminal de ônibus, encontrou novamente a simpática senhora que, estranhando o rápido retorno do jovem, questionou:

28 | O ÓBVIO QUE VOCÊ DEIXA PASSAR

— Oxe, meu filho. O bolo caiu mal, foi? Já está indo embora pra casa?

— Não, tia. O bolo estava ótimo. Eu que sou um desastre.

— Não diga isso. Mas o que aconteceu?

— Eu tinha uma entrevista de emprego hoje. Não cheguei a tempo.

— Poxa, que pena. Mas haverá outra chance, não?

— Não. Eles não me deixaram entrar. Se não fossem pelos outros, eu teria conseguido essa vaga.

— Meu filho, qual seu nome?

— Thiago.

— Olhe, Thiago. Não fique assim. Nem sempre temos tudo que queremos. Mas, principalmente, não coloque a culpa nos outros por suas falhas. Você é o único responsável pelas coisas que te acontecem. Se desse certo, tenho certeza de que você não responsabilizaria ninguém pelo seu sucesso, né?

— Mas...

— Vou te dar uma dica que aprendi quando mais jovem. Sempre que há um erro em minha vida, procuro aprender o que aquilo traz de lição. Pego o que há de bom e levo pra vida. Errar, todo mundo erra, e o erro faz parte, só assim você tem a chance de corrigir as coisas.

— Sim, a senhora tem razão. Obrigado pela dica.

— Falhou, tá falhado, e não se falha mais nisso, hein?

— Hahaha, gostei. Vou usar na minha vida. Aliás, que salgado é aquele ali?

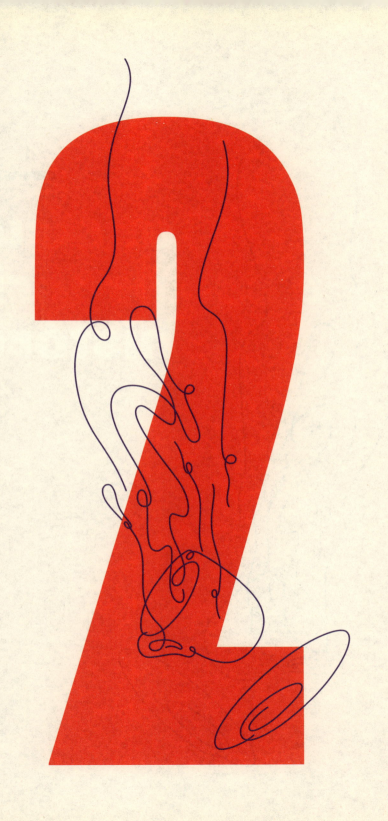

CAPÍTULO DOIS

Construa a sua própria história

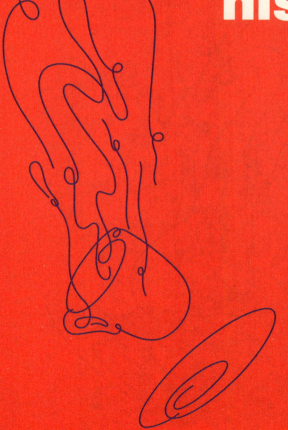

Isso vai dar um trabalhão pra limpar, meu Deus!

Ciça olhava, incrédula, para aquela cena. Não acreditava que aquilo tinha acontecido, principalmente porque uma reunião importante estava ocorrendo na sala ao lado. Havia derrubado café por toda a copa da empresa.

E daria um trabalhão limpar mesmo. O café rapidamente se espalhava pelos cantos daquela pequena sala adaptada para que os funcionários preparassem algo rápido quando os clientes visitassem a empresa. Por sorte, ela não derramou nada em sua roupa; do contrário, teria sido um desastre completo.

Sua chefe, assustada pelo barulho, correu até a sala, preocupada.

— Ciça, você está bem? O que está fazendo aí embaixo da mesa, menina?

— Não, tá tudo bem, tá tudo bem. Só estou limpando essa sujeira, rapidinho — disse com a voz esbaforida pelo esforço que fazia para conseguir alcançar os pontos mais distantes.

— Sai daí. Vamos. Eu chamo a copeira e ela nos ajuda. A reunião já começou e eu preciso de você lá comigo. Venha — falou a mulher, achando graça da situação em que Ciça se encontrava.

— Espera aí, rapidinho, Dani. Não é justo com a Rosa.

Daniela não hesitou e logo interfonou. Realmente, aquela reunião era importante e não podiam perder mais nem um segundo. Além do mais, abaixada ali, Ciça poderia se sujar ou até se machucar.

— Oi, Rosa? Você pode nos ajudar? Derrubamos café aqui na copa, mas temos uma reunião acontecendo agorinha. Salva a gente, por favor?

Isso era uma das coisas que Ciça mais admirava em sua chefe. Além do tato para tratar as pessoas, independentemente do cargo ou posição social, Daniela também tinha como uma de suas diretrizes o "nós". Para ela, se um

32 | O ÓBVIO QUE VOCÊ DEIXA PASSAR

ganhava, todos ganhavam. E, se um perdia, todos perdiam. Vivia esse lema todos os dias na vida. Realmente, era inspirador trabalhar com ela.

Dani se aproximou da jovem e estendeu a mão para ajudá-la a se levantar. Ciça sorriu, agradeceu e se recompôs. Deu leves batidas em sua saia, que vinha até um pouco abaixo dos joelhos, e arrumou os cabelos. Era assim que se vestia para aquele ambiente megaformal. Ok! Agora estava pronta para a reunião importante que a aguardava. Rosa chegou rapidamente, recebida com alívio por Ciça, que a abraçou, desculpou-se pela bagunça e lhe deu um beijo carinhoso na testa.

De fato, Rosa era um anjo da guarda na vida daquela garota. Foram inúmeras as vezes que salvou a mulher geniosa das presepadas que aprontara. E não era por mal; Ciça realmente era um pouco estabanada. Seu jeito solícito e que sempre dava um jeito para tudo acabava fazendo com que ela metesse os pés pelas mãos em algumas situações. Em todas elas, a amiga estava lá para dar apoio.

Rosa se lembrou de um episódio em que Ciça comprou vários doces para distribuir a todos do departamento. Só não contava que, especialmente naquele dia, alguns clientes iam visitar a empresa. A solução? Lá foram Ciça e Rosa para a cozinha dividir os docinhos para que todos pudessem provar à tarde. Riam sozinhas repartindo brigadeiros, balas e outras guloseimas para o grupo. Divertiam-se juntas.

Mas também choravam em outras situações. Ciça sempre foi workaholic e teve seu último relacionamento terminado justamente por esse motivo. Era muito comum sair tarde do trabalho, e, quando saía, o que ela menos queria era cobrança. Ainda assim, o fim daquele namoro recente doeu no coração da jovem.

— Poxa, Rosa. O que eu fiz de errado?

— Não fez nada, minha filha. Fique tranquila.

— Mas ele falou que a culpa era minha, que eu só penso em trabalho, em agradar os outros, em ficar nessa loucura de crescer, crescer, crescer.

— E que mal há nisso? A culpa não é sua — concluiu Rosa, abraçando Ciça, que estava aos prantos.

Para ela, se um ganhava, todos ganhavam. E, se um perdia, todos perdiam. Vivia esse lema todos os dias na vida.

@felipemoller

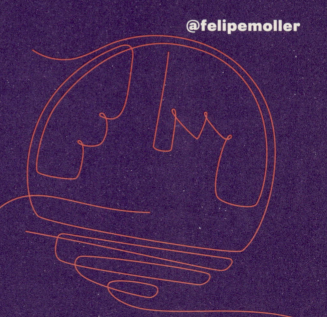

34 | O ÓBVIO QUE VOCÊ DEIXA PASSAR

Depois disso, Ciça prometeu nunca mais namorar. Apesar do pouco tempo juntos, a jovem tinha se apegado ao namorado. A relação era seu único refúgio para a vida maluca que vivia. E, em partes, ele tinha razão: Ciça vivia para o trabalho. Queria crescer na carreira e seu sonho era ser uma profissional como Daniela. Por isso, decidiu que seu foco seria ainda maior no trabalho e se dedicaria como nunca para ser promovida, principalmente porque sua chefe já havia dito que logo assumiria um novo cargo na empresa e que a jovem de apenas vinte e quatro anos seria sua sucessora.

Era o que ela estava fazendo, seguindo cada passo da chefe, e aquela reunião com um grupo de investidores era mais uma oportunidade de mostrar que estava preparada. A chance de sucesso aumentou ao saber que Marcelo, o diretor da corporação, também estaria presente no encontro. Ciça tinha motivos de sobra para impressionar a todos naquela sala. Não fosse o café derrubado na copa, diria ela.

Então, já recomposta do susto e apoiada por sua chefe, lá foi Ciça toda elegante para a sala de reunião. Aliás, elegância era um dos adjetivos que mais combinavam com ela. Arrancava elogios por onde passava. Tinha um bom gosto de deixar qualquer um boquiaberto. E foi exatamente assim que todos ficaram ao término daquela reunião: boquiabertos. A leveza com que falava de cada assunto era notável. Ao mesmo tempo, ela era firme e demonstrava total conhecimento do que mostrava em cada slide. Alguns até chegaram a duvidar da pouca idade da jovem. Os aplausos empolgados de todos no fim da apresentação eram a certeza de que tinha mandado muito bem naquela tarde.

"QUE MULHER!", diria o poeta contemporâneo.

— Você foi ótima, Ciça. Tenho muito orgulho de trabalhar com você — disse Daniela ao abraçá-la.

— Obrigada, chefe. Como você me ensinou, essa vitória é nossa — completou Ciça, esperando que Marcelo dissesse o mesmo.

No entanto, o diretor não parecia tão entusiasmado como os outros. Parabenizou a garota e logo saiu da sala. Parecia apressado e um pouco desconcentrado. *Será que não tinha gostado?*, pensou Ciça, e seu semblante mudou. Era possível ver a ansiedade estampada em seu rosto. A jovem franziu a testa decepcionada com a reação de Marcelo, o que logo chamou a atenção de Daniela, que tratou de novamente animá-la, lembrando que aquilo poderia dar rugas.

Esse era um dos pavores que Ciça carregava. *Deus me livre*, pensou. Riram juntas e o clima voltou a ficar leve. Depois, pudera! O que mais ela queria ali? Sair promovida na frente de todos? Seria ótimo, mas a garota tratou de se acalmar e dar tempo ao tempo. Aliás, era hora de relaxar. Após um longo período, finalmente tiraria uns dias de férias. Seriam dali a dois dias. Uma viagem com as amigas para Cancún. Segundo elas, o melhor lugar para curar a fossa. Para Ciça, era uma boa oportunidade de se desligar totalmente do mundo corporativo.

Naquele dia, não havia muito mais a fazer na empresa. Já eram mais de seis da noite e ela passou o restinho do dia analisando alguns relatórios. As férias estavam muito próximas e, justamente por isso, tinha que deixar tudo o mais organizado possível. Mas, definitivamente, organização não era um de seus pontos fortes. Ainda assim, compensava com muita iniciativa e senso de liderança. Tanto que, entre suas características, essas eram as mais elogiadas por Daniela, que se sentia bastante segura com as demandas que Ciça tocava.

Com o expediente terminado, era hora de ir embora. Naquele dia, em especial, não tinha ido de metrô, pois encontraria as amigas em um barzinho próximo ao trabalho. Em poucos minutos, chegaria ao local, apesar do trânsito de sempre de São Paulo. Ciça desceu até o estacionamento e entrou em seu carro, pago com cada centavo de seu esforço. Esse era um motivo de grande orgulho para ela, pois, embora tivesse nascido em berço de ouro, procurava fazer tudo por seus próprios méritos, sem ter de ficar pedindo ajuda à mãe, Catarina. A viagem para a cidade mexicana, inclusive, era mais uma dessas grandes conquistas.

36 | O ÓBVIO QUE VOCÊ DEIXA PASSAR

Aliás, viajar pelo mundo era um de seus maiores sonhos. Certo dia, confidenciou a Rosa que seu maior desejo era conhecer todos os países. Seus lindos olhos castanhos brilhavam toda vez que ela falava do assunto. Na verdade, crescer profissionalmente era apenas um meio para Ciça poder realizar essa meta. Queria ser independente de tudo e de todos. Filhos? Talvez, mas só depois de visitar os mais de 190 países que existem mundo afora.

— Tudo isso de país existe?

— É, Rosa, tudo isso. E eu ainda vou visitar todos eles.

— Menina, fiquei cansada só de imaginar.

— Ah! Mas é gostoso demais. Dá uma sensação de liberdade, sabe? Eu amo avião. Ver as nuvens lá de cima parecendo um monte de algodão-doce, é lindo demais. Você não tem vontade, Rosa?

— Eu tenho vontade de conhecer o Rio de Janeiro.

— Poxa, Rosa. Sonha mais alto. O Rio é aqui do lado. Em quarenta minutos a gente chega lá.

— Deixe disso. Em quarenta minutos não chego nem na minha casa, Ciça, sua mentirosa — falou Rosa, desconfiada.

— Tô falando de avião, Rosa! É pertinho.

— Deus que me livre! Me deu até uma tontura aqui. Quando eu for, vai ser de ônibus, que já estou acostumada — declarou Rosa, rindo debochadamente.

Lembrar essa conversa com a copeira fez que Ciça nem desse bola para o trânsito pesado daquele dia. Suas amigas já estavam impacientes e não paravam de mandar mensagens no grupo de WhatsApp. Elas sabiam que aquilo irritava Ciça e por isso disparavam *emojis* sem parar, tentando chamar a atenção da garota, que os visualizava, dava risada e tornava a jogar o celular no banco do passageiro.

Eram três amigas inseparáveis: Marina, Juliana e Ciça. Conheciam-se desde o tempo de escola e haviam cursado a mesma faculdade: publicidade e marketing. Mesmo com a correria que seus trabalhos exigiam, tinham um acordo muito claro: às quartas-feiras bebiam e *quase* sempre usavam roupa cor-de-rosa – uma alusão clara ao filme *Meninas malvadas*, o favorito das três garotas. (Quase sempre porque toda vez Ciça furava no *look* do dia.)

— Além de atrasada, não veio de novo de rosa — disse Juliana para Ciça.

— Nossa, amiga, hoje definitivamente não dava. Foi o dia daquela reunião que contei pra vocês.

— Ah, conta. Deu tudo certo? — perguntou Marina.

— Deu, sim, Nina. — Marina era chamada carinhosamente de Nina pelas amigas. — E quase deu tudo errado, pois derrubei café por toda a copa e quase manchei minha blusa. Se não fosse a Rosa, eu ia ficar lá a tarde toda limpando.

— Ih, ó lá, Nina. Acho que a Ciça gosta mais da Rosa do que de nós — comentou Juliana em tom de brincadeira.

— Mas vocês têm dúvidas? Se a Rosa bebesse como vocês, já teria trocado vocês por ela. Mas ela só gosta de chá, então não dá.

As três riram da piada e se abraçaram com carinho. A amizade entre elas era realmente única e Ciça se sentia em paz ao lado das amigas de infância. Era como se conseguisse se desligar do mundo e de qualquer problema que existisse lá fora. Apesar do acordo, não se viam havia quase um mês. E nada como matar a saudade brindando o reencontro tão esperado. Aliás, aquele era um dia marcante para as três. O reencontro traria também uma notícia especial naquela noite.

— Meninas, preciso contar uma notícia pra vocês. Mas não sei se conto agora ou mais tarde.

— Ah, deixa disso, Nina. Você sabe que eu odeio surpresas. Conta logo.

— É, conta logo — completou Ciça, juntando-se à amiga.

— Não sei se vocês merecem. Nosso acordo de nos vermos toda quarta foi quebrado por conta de vocês duas.

— Nem vem que não tem. Lá na empresa é tranquilo. Vocês é que são duas furonas — disse Ju, que cuida do marketing da empresa da família e, por isso, tem mais tempo livre que as amigas.

38 | O ÓBVIO QUE VOCÊ DEIXA PASSAR

— Sim, estou em falta. Lá no trabalho tem sido bem puxado. Mas conta logo, Nina. Até eu, que não sou tão ansiosa, já não aguento mais — mentiu Ciça, que era superansiosa com tudo em sua vida.

— Tá, vou falar. Lembram-se daquela vaga de *trainee* para a qual me candidatei no mês passado? Me ligaram ontem dizendo que passei! — revelou Nina, pausando a voz e deixando-a cada vez mais aguda no final da frase.

— Ahhhhhhhh... — gritaram as três novamente, abraçando-se e pulando. Quem visse aquilo de longe, certamente confundiria a cena com uma do filme adolescente dirigido por Mark Waters.

Aquela noite estava sendo muito especial. As três amigas realmente sabiam comemorar e sempre achavam motivos para tal. A cada passada do garçom, mais uma rodada descia. Menos para Ciça, que, por estar dirigindo, passou a beber água. Era a motorista da vez, então precisava estar sóbria para levar as amigas sãs e salvas para casa. Elas se completavam. Cada qual com seu estilo, cada qual com seu jeito de interpretar a vida, mas a combinação era perfeita.

Ju era a mais brincalhona. Via tudo com muito bom humor, não queria saber de namoros sérios. Queria era curtir a vida. Nina, por sua vez, era a mais séria entre elas. Bastante responsável e ambiciosa, conseguia tudo que se propunha a fazer. Não à toa, vinha de duas promoções seguidas, sem contar o novo cargo de *trainee*. Já Ciça era o meio-termo exato entre as duas. Exalava uma energia muito forte, vinda da sua vontade incrível de existir e de ser notada. Como boa ariana, odeia a sensação de estar aprisionada, o que combinava perfeitamente com as outras duas amigas, que, embora de signos diferentes, amavam viajar e dividiam o mesmo sonho de conhecer todos os países do mundo. E, que fique claro, juntas.

Na volta para casa, após deixar Marina e Juliana em suas respectivas residências, Ciça sentiu um vazio. Pensava nas novas conquistas de Nina. Em um primeiro momento, sorriu, feliz pelo sucesso de sua grande amiga, mas foi tomada por um sentimento de tristeza. Ela estacionou o carro na garagem

Em que momento ela deixara de ser quem sempre foi?

@felipemoller

de casa e abriu lentamente a porta principal da residência. Gozava de um conforto acima da média. Na sala de entrada, era possível ver um pé-direito alto. Ciça morava em uma dessas casas de alto padrão, chamada pelos amigos de "casa de revista". Subiu as escadas rumo ao seu quarto. Não era tarde, mas não queria incomodar os pais que dormiam no quarto ao fundo do largo e grande corredor da parte superior da casa.

Tirou as roupas e se aprontou para tomar um banho demorado. O dia havia sido longo e, apesar de não ter bebido muito, aquele cheiro de álcool ainda estava impregnado nela. Ligou o chuveiro e um jato forte de água quente desceu em sua direção. Era tudo do que precisava naquele momento. Fechou os olhos, baixou a cabeça e deixou a água escorrer por todo o corpo. Sentia, um a um, seus músculos relaxarem. A pressão da água em seus cabelos era o prêmio ideal para finalizar aquele dia cansativo.

Tornou a se lembrar da reunião e do quanto esperava que sua participação a levasse a outro patamar. Cobrava-se demais e, justamente por isso, era incapaz de enxergar o avanço que tivera naquele encontro. Mas ela queria mais, sempre mais. Lembrar a conquista da amiga lhe encheu os olhos de lágrimas. *Por que é tão fácil para os outros e não para mim?*, pensou. Chorou. Não queria sentir aquilo, não era invejosa. Só queria que as coisas acontecessem rapidamente para ela também. Chorou com mais força, a ponto de soluços saírem descompassados de sua boca.

Saiu do banho e, ao se enrolar em uma toalha e colocar outra na cabeça, foi aos poucos acalmando-se. Não secaria o cabelo. Queria dormir logo. Faltava somente mais um dia para finalmente sair de férias. Foi o que a deixou um pouco mais aliviada. Virou-se para o lado e, enquanto procurava o interruptor para apagar a luz do abajur à direita da cama, ouviu a porta bater.

— Ciça?

— Oi, pai. Pode entrar.

— Ei, nem foi nos dar boa-noite. Tá tudo bem?

— Tá, sim, pai. Não queria incomodar vocês.

— E por que esses olhos vermelhos? Você estava chorando? — perguntou o pai, Roberto, tocando carinhosamente o rosto da filha.

— Nada, pai. Tá tudo bem — disse Ciça com os olhos marejados.

— Certeza? — insistiu Roberto.

— Ah, pai. Eu tô bem. Mas sabe quando a gente cansa? Eu tenho feito de tudo lá na empresa pra crescer, pra ser promovida, e parece que de nada adianta — falou Ciça, chorando novamente. — Eu tento ser exatamente igual à minha chefe, faço tudo conforme ela faz, sem tirar nem pôr, mas não cresço. E hoje, pra piorar, a Nina nos contou que vai pra outra empresa, no cargo que ela sempre quis. Parece que para os outros é sempre mais fácil.

— Filha, acho que está aí o problema.

— Como assim, pai?

— Você mesma respondeu. Preste atenção: você tem feito exatamente tudo que sua chefe faz, ou seja, tem sido uma cópia fiel dela. Por melhor que ela seja, as pessoas veem você como uma réplica, não como uma pessoa única. E você é única, minha filha.

Essas últimas palavras fizeram que Ciça caísse em prantos. Realmente, ela era única e especial. Foi isso que a levou a se destacar no colégio, nos tempos de handebol. Foi exatamente isso que a fez ser escolhida para entrar nessa nova diretoria. Todas as vezes que Ciça era ela mesma, as coisas fluíam. Em que momento ela deixara de ser quem sempre foi?

— Mas, pai, o que eu faço, então?

— Minha filha, acho que você deve parar de olhar para o lado e começar a enxergar a pessoa incrível que é. Mas, para isso, é preciso olhar para dentro, para a sua essência. Tudo bem se inspirar em outra pessoa, mas seja você mesma e as pessoas te darão o valor que você merece.

Era isso. Ciça tinha que voltar a ser Ciça, não Daniela ou Nina. Ela tinha seu valor e sabia disso. Onde já se viu? Logo ela, tão confiante, independente e brilhante. Estava disposta a recomeçar. Aquelas férias seriam ótimas e serviriam para dar um *start* nesse recomeço. Pretendia construir a própria história.

42 | O ÓBVIO QUE VOCÊ DEIXA PASSAR

Abraçou o pai, que lhe deu um beijo na testa. Era hora de dormir; afinal, ainda tinha dois dias pela frente antes de poder bronzear a pele em Cancún. Mal podia esperar por tudo que estava por vir. Estava decidida a ser ainda mais incrível. E, quando Ciça colocava uma ideia na cabeça, era melhor sair da frente.

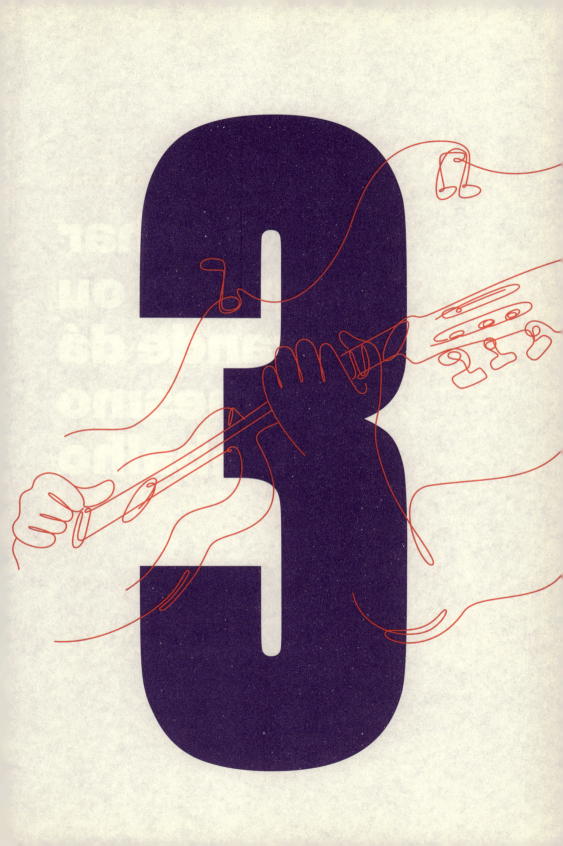

CAPÍTULO TRÊS

Sonhar pequeno ou grande dá o mesmo trabalho

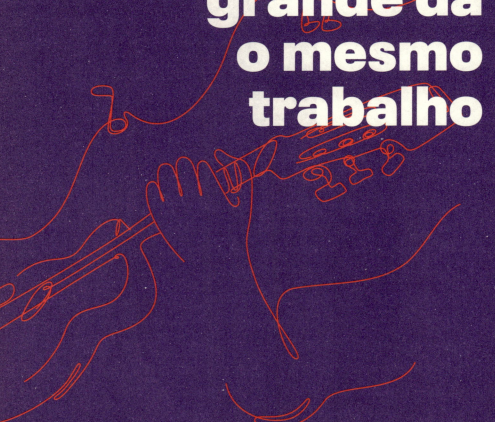

Quem não tá animado, anime-se. Quem está, anime-se mais!

— Era assim que ele começava todas as suas viagens. Animação não faltava para ele, que amava essa sensação incrível de poder descobrir novos lugares. Gostava e se inspirava na célebre frase de Mario Quintana: "Viajar é trocar a roupa da alma". Se tal afirmação for realmente verdadeira, Sandro tinha um guarda-roupa e tanto.

Aliás, viajar não era sua única paixão. Quando mais jovem, experimentou aquilo que julgava ser a coisa que havia nascido para fazer: música. Usava desse artifício para encantar pessoas desde os tempos de escola. Era só Sandro pegar o violão que logo juntavam vários e vários colegas ao seu redor para ouvi-lo tocar e cantar. E não é que o danado cantava bem? A maioria das pessoas, de olhos arregalados, saudava com palmas cada música que saía dos lábios carnudos daquele jovem rapaz de cabelo black.

O único que realmente o apoiava era seu irmão Evandro. Ainda que também incentivasse Sandro a ser médico, ele o entendia. No fundo, queria ter a mesma coragem de peitar os pais, coisa que Sandro, o irmão mais novo, tinha de sobra. Aliás, Evandro foi muito importante na vida daquele moleque, sendo sua principal referência e o abraço amigo que o garoto precisava quando dúvidas apareciam em sua cabeça.

Mas música não é profissão. Essa era a frase que saía da boca raivosa de seus pais, que não aceitavam de maneira alguma a ideia de o filho se tornar músico. *Pelo menos que gritassem mais afinados*, pensava Sandro toda vez que sua mãe, Rosana, disparava os mais variados palavrões contra o filho, na tentativa de fazê-lo desistir daquela "brilhante" carreira que o aguardava.

46 | O ÓBVIO QUE VOCÊ DEIXA PASSAR

E teria sido brilhante mesmo se o rapaz — agora com trinta e seis anos e uma carreira completamente diferente — não tivesse deixado a ira dos pais ser mais forte do que os desejos que agitavam seu coração.

Então, ainda que a contragosto, Sandro cursou turismo. No início, era mais para dar uma satisfação à família, mas, com o decorrer do tempo, o curso se tornou uma verdadeira paixão. A possibilidade de viajar e ser pago por isso era cada dia mais interessante. Ainda mais sem a pressão da mãe, que parou de pegar no pé do rapaz no dia em que ele finalmente deixou a confortável casa em que vivia para morar sozinho.

A escolha por turismo até que foi simples. Em um desses testes vocacionais, foi-lhe perguntado o que mais gostava de fazer e como se imaginava nos próximos anos. Sandro pensou um pouco e lembrou que, do alto de seus dez anos de idade, queria ser instrutor de acampamento, muito porque era para lá que ia todos os anos com o colégio.

— Taí, é isso que eu quero — disse o garoto ao diretor da escola, que, apesar de contrariado, adicionou essa informação ao resultado do teste.

Realmente, aos dez anos ele tinha esse desejo. A escola onde estudou a vida toda organizava um passeio para um acampamento no interior do estado, onde as crianças ficavam um fim de semana em contato com a natureza e longe dos pais. Era, sem dúvida, um momento marcante para ele. A decisão deve ter vindo da referência dos instrutores. Sempre sorridentes, com energia de sobra e várias brincadeiras — Sandro os achava o máximo. Lembrou-se, inclusive, de uma das aventuras que viveu junto com os colegas e um dos instrutores. A missão era capturar sapos e jogar no banheiro do chalé das meninas — uma péssima ideia, diga-se de passagem, não só pela ideia em si, mas porque o episódio acabou não sendo tão divertido como esperavam.

Na ocasião, Sandro e Ricardo, seu melhor amigo na infância, acompanharam o grupo com a intenção de capturar os pequenos anfíbios. Inclusive, sabiam que, se mirassem a luz da lanterna nos olhos dos sapos, eles não se mexeriam. Só não sabiam que o local tinha mais sapos do que imaginavam. Conclusão?

Era como se aquele desejo de criança ganhasse vida...

@felipemoller

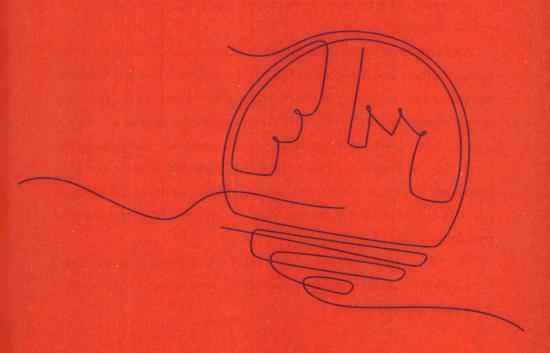

48 | O ÓBVIO QUE VOCÊ DEIXA PASSAR

Ricardo, o mais medroso, ficou paralisado e não conseguiu sair do lugar em que estavam. Parecia até que tinham jogado aquela luz da lanterna nos olhos do garoto, não nos do sapo.

O episódio sempre era lembrado nos jantares entre amigos.

— Lembra aquele dia que saímos pra caçar sapos e você paralisou, Ricardo? — contava Sandro, empolgado, enquanto o amigo não achava a menor graça.

— Nem vem que não tem. Você só conta essa parte, né? Eu bem lembro que quando pegaram os sapos você ficou com...

— Medo de pegar o sapo na mão e blá-blá-blá... — interrompia Carol, esposa de Ricardo, revirando os olhos e não dando importância para a história dos dois amigos. — Vocês não cansam dessa história? Toda vez falam dela. Eduardo, dá um jeito nisso, pelo amor de Deus.

— Aff, amiga. Nem me fale. Eu até vou buscar um vinho, peraí — respondeu Eduardo, levantando-se em direção à cozinha.

— Você fala assim porque não tava lá, Carol, senão também ia achar graça — disse Sandro, rindo junto do colega.

— Vocês já contaram tantas vezes que até sinto o sapo na minha mão. Que nojo! — completou Carol.

Por ironia do destino, Sandro conseguiu realizar parte desse sonho. Logo que entrou na faculdade, buscou estágio no acampamento e foi aceito. O salário não era grande coisa, mas só de estar lá, com o uniforme de instrutor, já era uma grande emoção. Logo em seu primeiro dia, percebeu que todo aquele sorriso e energia que via nos instrutores de sua época não eram tão autênticos assim. *Podiam ter me avisado que isso cansa*, pensou. Descobriu também que a tal história de caçar sapos com os meninos era, na verdade, uma pegadinha para os novatos e que ele, por ser o mais novo membro do time, teria de levar as crianças para pregar a peça.

— Ei, Sandro. Não se esqueça de que é só brincadeira. Nada de deixar os garotos jogarem o sapo lá no banheiro das minhas meninas, hein? — disse a instrutora mais velha da equipe.

— Pode deixar, Ana. Não sei por que vocês ainda fazem isso. Brincadeira mais besta — respondeu Sandro, contrariado.

— Ih... Vai dizer que tem medo de sapo agora? Olha o seu tamanho, pô — brincou outro instrutor.

— Lógico que não, rapaz. Acha mesmo que vou ter medo de um negócio menor que minha mão? Vê se me erra.

E lá se foi o novato acompanhado de outros dois instrutores com as lanternas na mão. Sandro era um cara grande. Não era tão atlético, mas seus quase um metro e noventa de altura escondiam um pouco do sobrepeso. Naquela noite, uma das crianças quase cumpriu o plano que não deveria ser cumprido. Com um sapo embaixo da camisa, o pequeno de dez anos conseguiu fugir do grupo rumo ao quarto das meninas. Se não fosse a pouca altura, teria conseguido jogar o sapo pela janela.

— Ei, o que você tá fazendo aí?

— Tô jogando o sapo, tio. A gente tem que ganhar esses pontos da missão — explicou o garoto, pegando o pequeno sapo do chão, pronto para arremessá-lo novamente.

— Nã-nã-não. Faz isso, não. Deixa pra lá, acabou o tempo. Pe-pe-ga esse sapo e leva lá pro outro tio colocar ele na lagoa de novo, vai. — disse Sandro visivelmente enojado com o anfíbio.

— Mas, tio, você falou que tinha que jogar e...

— Olha aqui, eu sei, eu falei. Mas eu estava errado. Aliás, nunca acredite totalmente no que os adultos dizem. Sempre que puder, pergunte o porquê de eles pedirem pra você fazer qualquer coisa. Se fizer sentido, aí você faz. Vamos embora, vai... — completou Sandro.

— Tá bom, tio. Me dá a mão? Tô com medo do escuro.

— Tá, mas segura esse bicho na outra mão — finalizou Sandro, dando a volta para ficar bem longe do sapo.

Sandro dava um conselho que não seguiu quando criança. Por sinal, se um tio tivesse dado a ele esse sábio e importante conselho quando era garoto, talvez

50 | O ÓBVIO QUE VOCÊ DEIXA PASSAR

hoje seria o músico que tanto quis ser e não precisaria lidar com sapos. Mas preferiu ouvir os pais e acabou engolindo sapos. Que irônico.

Seus pais eram médicos. Tinham se conhecido na faculdade de medicina. Para reforçar, o avô paterno também tinha sido médico. Sandro pouco se lembrava dele, pois veio a falecer relativamente novo, aos sessenta e três anos, vitima de um infarto. Portanto, vinha de uma família tradicional e que respirava medicina. Orgulhavam-se de terem sido uns dos poucos negros a se formarem em uma das profissões mais difíceis do mundo, ainda mais em uma sociedade preconceituosa. Justamente por isso, não aceitavam o desejo do filho. Queriam que Sandro fugisse do tal estereótipo. Ele pouco ligava, só queria ser feliz. Mas teve que ceder à pressão dos pais.

Contudo, terminou com louvor a faculdade de turismo. No último ano, já trabalhava em uma grande agência de viagens. As primeiras excursões das quais participou eram para destinos nacionais. Em uma delas, para Porto Seguro, acompanhou um grande grupo de jovens que comemoravam a formatura do ensino médio. Sempre o mais animado, Sandro era o responsável por tocar as músicas para agitar a galera, que, mesmo sem precisar de muito incentivo para festejar, caía na bagunça do instrutor com seu violão. Apesar de pouco praticar desde os tempos de colégio, Sandro tinha verdadeiramente o dom. Sua voz ecoava no ônibus e encantava todos que lá estavam.

— Tio, toca aquela do Onze:20? — pediu um dos adolescentes.

— Nossa, verdade, tio. Você até se parece com o vocalista deles. Toca aí pra gente — reforçou outro garoto.

Deixa esse medo pra lá
Melhor sorrir
Lá fora o tempo voa

Eu não devo nada a ninguém
E nem quero o que não é meu

O que eu posso te oferecer
É a voz que Deus me deu

E que voz, diziam todos que ouviam o rapaz cantar. Era engraçado para Sandro. Toda vez que tocava, sentia-se um verdadeiro artista. Era como se aquele desejo de criança ganhasse vida toda vez que sua mão encontrava um violão. Mas isso era visto como um hobby, não mais como profissão; afinal, cantar não dava dinheiro. Pelo menos foi o que ficou gravado em uma das prateleiras de sua mente, ao lado da que guardava a memória das inúmeras partituras que ele sabia de cor.

No entanto, esse hobby fazia que o rapaz ganhasse notoriedade por onde passava. Não havia viagem sem Sandro. Sem ele, ficava sem graça. Faltava um *je ne sais quoi*, diziam. Em bom português, um sei lá o quê. E esse "sei lá o quê" era Sandro. Aos poucos, e também por conta de suas novas funções, o rapaz foi se distanciando novamente do fiel companheiro de cordas e, consequentemente, da música. Mas isso era estranho. Era como se Sandro só estivesse completo ao lado do instrumento. Longe dele, sentia-se incompleto, tipo avião sem asa ou fogueira sem brasa. Mas foi o que aconteceu.

Ele era agora responsável pelas viagens internacionais. Fora designado para um setor da empresa que atendia eventos corporativos. Seu passaporte estava cheio. Aliás, estava quase na hora de solicitar outro, tantas haviam sido as viagens que fizera nos últimos tempos. Mas o ambiente formal das empresas não lhe agradava. Gostava mais da bagunça e lidava melhor com a energia daqueles adolescentes cheios de hormônios. Era isso, ele curtia energia. Ainda assim, não tinha do que reclamar. Gozava de uma posição respeitável dentro da empresa e, muito embora não fosse o responsável por agitar a galera, às vezes dava uma escapada e soltava seu tradicional grito de guerra.

O tempo foi passando e aquela situação, apesar de confortável, o estava levando para uma vida diferente da que ele imaginava para seu futuro. Teve a ideia, então, de chamar seu chefe para uma conversa e explicar a ele a sua

O ÓBVIO QUE VOCÊ DEIXA PASSAR

posição. Não era como os outros funcionários, que ficavam pelos cantos reclamando da falta de oportunidades. Sabia que tinha de criá-las e, por isso, o bate-papo seria fundamental.

Na conversa, explicou que não havia nada a reclamar e que era muito grato pela posição que tinha na empresa, mas preferia estar na linha da frente, atuando da maneira de que mais gostava. O chefe disse entender e sabia que Sandro era muito bom nessa parte, mas precisava dele naquela nova função, pois tinha as características fundamentais para o crescimento da empresa no momento.

— Não prometo nada, Sandro. Mas vou pensar em alguma coisa, tá?

Ele se sentiu satisfeito. Era preciso desabafar e ficou contente com a conversa. Agora, cabia a ele esperar. Havia aprendido, em um curso de desenvolvimento pessoal, que podia controlar somente as coisas que estavam sob sua responsabilidade, e não tinha que sofrer com isso. Aliás, sofrer por antecipação era sofrer duas vezes. Então, devia seguir fazendo o que fazia de melhor: trabalhar bem.

Os meses se passaram e Sandro tocou a vida normalmente. As viagens continuavam a acontecer, tudo como antes. Certo dia, seu chefe o chamou para conversar. Pensara na conversa de tempos atrás e tinha uma resposta, e uma nova proposta, para o rapaz.

— Olha, Sandro, tenho novidades sobre aquele nosso papo. Nossa empresa abrirá uma nova frente de trabalho, agora com viagens para destinos exóticos. É mais cansativo, mas acredito que vai ao encontro do que você está buscando.

Sandro ouvia atentamente cada palavra do chefe, que continuou:

— Acredito que você seja a pessoa ideal para liderar essa frente. Você terá autonomia para criar as atividades e até para participar ativamente delas. Aliás, quero te parabenizar por sua postura nos últimos meses. Sei que você não estava contente, mas em nenhum momento deixou de fazer seu trabalho com maestria.

Diante dessas palavras, era possível notar o brilho nos olhos de Sandro. Não somente por ter a oportunidade de fazer o que queria, mas pelos elogios do chefe. Realmente, havia valido a pena ser quem ele sempre foi e não perder a essência por estar insatisfeito. Mas a principal notícia estava por vir:

Havia valido a pena ser quem ele sempre foi e não perder a essência por estar insatisfeito.

@felipemoller

54 | O ÓBVIO QUE VOCÊ DEIXA PASSAR

— Antes de perguntar se você topa ou não, quero te dizer que fechamos contrato com uma empresa para uma viagem de incentivo, e o primeiro destino é Santorini, na Grécia. Tudo bem por você?

Era impossível não segurar as lágrimas. Santorini era um dos lugares que Sandro sempre havia sonhado em conhecer. Tanto que, quando aprendeu a importância de ter um quadro dos sonhos, a ilha grega banhada pelo mar Mediterrâneo ganhou um espaço especial no *board*.

Quantas noites pensou naquele pequeno vilarejo de casas com paredes brancas e telhados azuis, todas iguais, como se tivessem sido caprichosamente pintadas à mão.

Passou um filme em sua cabeça e percebeu quanto aquele curso havia mudado a sua percepção do mundo. De lá para cá, Sandro aprendera a lição. Colocava em prática tudo o que lhe ensinavam. Era confiante o suficiente para aplicar todas as técnicas que lhe passavam e isso sempre dava resultado. Talvez não de imediato, mas sabia que seriam úteis um dia. O sorriso no rosto e o peito cheio de gratidão demonstravam que tinha valido a pena acreditar.

Voltou a si. Percebeu que estava chorando na frente do chefe. Não tinha palavras para agradecer, e somente um sim, com a voz embargada, saiu de sua boca. O abraço apertado que veio em seguida era a resposta que o chefe precisava para ter certeza de que Sandro havia topado a proposta.

O rapaz caminhou rumo à porta limpando as lágrimas que ainda teimavam em escorrer pelo seu rosto. Antes de finalmente sair, ainda ouviu um último recado do chefe. Na verdade, era um pedido:

— Sandro, por favor, não se esqueça de levar o violão.

O sorriso do rapaz só aumentou. Realizaria uma de suas grandes metas de vida. Agora não tinha dúvida de que valera a pena sonhar grande; afinal, sonhar pequeno daria o mesmo trabalho, mas certamente não traria o mesmo prazer.

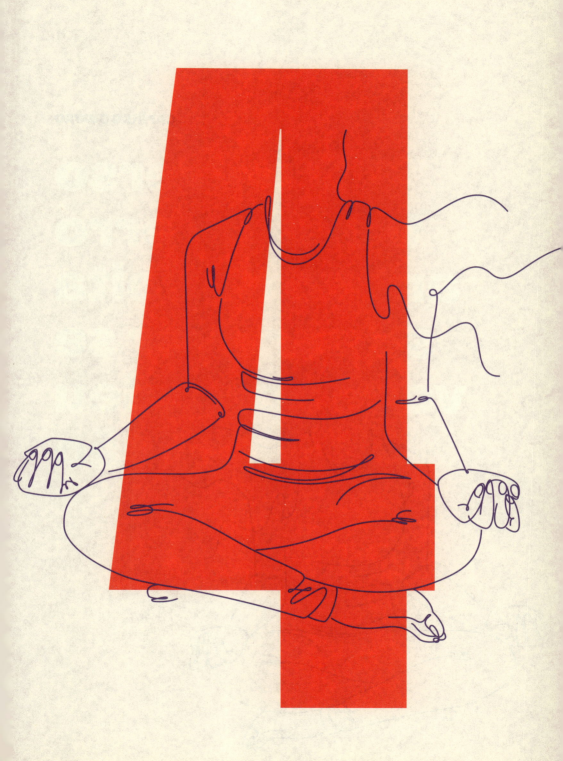

CAPÍTULO QUATRO

O universo trará um erro antigo de volta só para ver se você aprendeu a lição

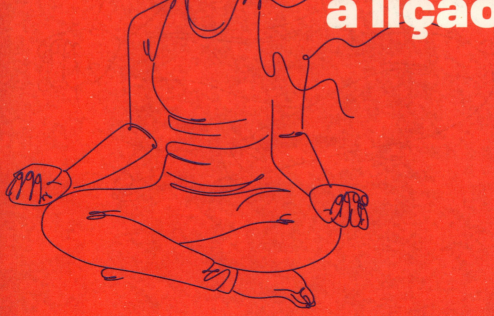

— **V**ai! Não para agora! Só mais uma! Vai! Força! — disse Peter.

Assim começava o dia de Camila. Logo cedo, já estava em plena atividade. Para ela, iniciar a rotina sem esse primeiro prazer era como se o dia não começasse para valer. Peter, seu *personal trainer*, não dava moleza, principalmente porque queria resultados diferentes dos da maioria. Então, às dez para as seis da manhã já aguardava Camila na porta da academia do shopping próximo à casa dela.

Exercitar-se era mais que uma simples atividade física para essa mulher — era sua vida. Aliás, duas coisas preenchiam completamente sua cabeça: academia e trabalho. Também, pudera! Aos trinta e sete anos já carregava a responsabilidade de ser uma das diretoras de engenharia de uma das maiores empresas do país, cargo que alcançou com muito suor.

E por falar em suor, já eram seis e meia da manhã e, após um treino pesado, ela mal conseguia ter forças para acelerar o carro; estava agradecida por ser automático e não ter que pisar na embreagem a cada troca de marcha. Chegou em casa, preparou seu pós-treino. O cheiro daquela omelete era convidativo. Por morar sozinha desde que chegara de sua cidade natal, Camila aprendeu a cozinhar receitas incríveis. O YouTube era seu melhor amigo havia muito tempo, e Camila havia se inscrito nos mais variados canais de receitas *fitness*.

Café da manhã tomado, tinha ainda mais dez minutos para a meditação matinal antes de finalmente ir para o banho. Havia destinado um cômodo especial para tal atividade. Aliás, sua casa era um espetáculo à parte. Morava em um bairro bem sossegado, mesmo que muito perto do centro da cidade. O imóvel foi uma das suas primeiras aquisições quando recebeu a promoção. Sempre muito prática, comprou a casa pela internet. Viu as fotos um dia, noutro fez a visita e pronto. Negócio fechado. Mesmo porque não havia motivo para criar empecilhos: a casa era realmente maravilhosa. Casa não, duplex, diria ela. E o melhor? Cabia no bolso. Este, inclusive, era um dos lemas de Camila: "Gostei, tenho dinheiro, é meu". Simples assim.

Na parte de baixo, cozinha, sala de jantar e sala de TV. A moça não era de receber muitos amigos, mas, como a mobília veio junto com a casa, preferiu não se desfazer de nada. A arquiteta tinha mesmo um ótimo gosto. No andar superior, as janelas eram gigantescas, daquelas que vão de cima a baixo. Havia dois quartos e seu espaço para meditação. E esse era o seu local favorito para descansar a mente e prepará-la para um dia pesado de trabalho. Meditar era, de fato, necessário.

Após meditar, finalmente o banho. Ela gostava de uma ducha após a meditação, pois assim concluía a sessão de relaxamento. Quando tinha mais tempo, gostava de se ensaboar lentamente na banheira, mas esse não era o caso, então optou pela ducha. Seu chuveiro era daqueles que você só encontra em referências do Pinterest. Ligava por controle remoto. Um clique e todas as duchas eram acionadas. Jato d'água por todo lado. De cima a baixo, ela sentia cada músculo, dolorido por conta do exercício, relaxar. As pernas eram as que mais agradeciam por aquele jato intenso. Os treinos de membros inferiores eram pesados, mas a moça dava conta e tinha um corpo que refletia o esforço diário. Camila vestiu a roupa, conferiu a maquiagem. O batom vermelho era marca registrada daquela mulher poderosa. Em poucos minutos, estava no trabalho.

— Bom dia, tudo bem? — disse Camila, descendo do carro e entregando as chaves ao manobrista que o guardava em um local exclusivo para os diretores.

— Estou bem, dona Camila. Bom dia pra senhora também.

Era engraçado ouvir esse "dona". Remetia à singeleza da cidade em que vivera grande parte da vida. Isso lhe trazia um pouco de conforto, ainda mais nesse momento turbulento, em que a mudança de cargo exigia mais tempo dela. Camila havia conquistado a diretoria da Califórnia. Estava em um projeto especial para desenvolvimento de carros híbridos. O fato de ser engenheira elétrica e mecânica, somado a toda a sua experiência, deu a ela um conhecimento incomum na área. A firmeza e a seriedade com que tocava os projetos tornavam-na uma referência no assunto. Ainda assim, não escapava das piadas machistas de outros diretores, que achavam engraçado uma mulher naquela posição. Mas Camila não deixava barato e sempre se impunha. Certa vez, o gerente de uma montadora vizinha sentiu na pele que mexer com aquela mulher não era bom negócio.

— Podemos começar a reunião, senhores? — disse Camila.

— Ainda não. Precisamos aguardar o seu chefe chegar — falou o gerente, arrancando risos de alguns de seus colegas.

— Meu chefe? Como assim? — Ela se fingiu de desentendida.

— Sim, você é a secretária dele, não é? — continuou o homem.

— Ah, entendi. Não, eu sou a diretora mesmo e, pelo visto, acho que a nossa reunião nem precisa começar — respondeu Camila, guardando suas coisas.

Ao sair da sala, o gerente fora informado por um colega que era Camila quem mandava e desmandava naquela região, e que a ideia de fazer piada com ela traria prejuízos gigantescos para sua montadora. Ele até tentou se desculpar, dizendo que fora uma brincadeira para deixar o clima mais leve; afinal, a negociação envolveria números homéricos. Mas Camila não estava ali para brincar, ainda mais com piadas que tinham a intenção de depreciá-la.

Era assim que levava as coisas em sua vida, não só na área profissional. De maneira séria, focada e responsável. Essas características fizeram que Camila se destacasse na empresa. Começou como analista júnior aos vinte e cinco anos. Para muitos, ela era um grande fenômeno, principalmente pela grandeza da instituição em que trabalhava. No entanto, aquela mulher se sentia atrasada já naquela época. Cobrava-se muito, na ânsia insistente de ter resultados rápidos. Por vezes, era até cruel consigo mesma, desmerecendo a si própria em algumas conquistas importantes. Na visão de Camila, se não fosse cem por cento, não valia a pena ou não tinha relevância. Esse comportamento a acompanhava desde os tempos de colégio. Não admitia tirar nota 9 em uma prova, sobretudo se algum colega de sala tirasse 10.

60 | O ÓBVIO QUE VOCÊ DEIXA PASSAR

— Como assim você tirou 10? Eu passei a noite inteira estudando. Sem contar que você só brinca na sala, Felipe. Não é justo.

— Já ouviu falar em sorte, Camila? Digamos que eu tenho bastante e, vamos combinar, essa prova tava muito fácil, né? — disse Felipe, claramente debochando da garota.

— Sorte? Me poupe. Não existe isso. Você deve ter colado, com certeza — retrucou a garota.

— Não colei, mas, mesmo que tivesse colado, a sorte ainda estaria do meu lado; afinal, o professor não viu, sua invejosa.

Invejosa? Essa palavra ressoava dentro do peito dela. Não se considerava uma pessoa assim. Tampouco acreditava em sorte. Nesse dia, Camila, com seus dezesseis para dezessete anos, teve que ser contida para não partir para a briga com Felipe. A raiva era tanta que mal percebera a inconsequência que estava prestes a cometer. De fato, era uma garota temperamental e ficava ainda mais irritada quando alguém dizia que era invejosa. Nem mesmo suas melhores amigas, Júlia e Nádia, ousavam citar tal palavra para ela. Aliás, se não fosse por Ju — apelido carinhoso com o qual Camila chamava a sua *best* —, ela já teria se metido em várias enrascadas. Essa com Felipe seria só mais uma para a coleção.

Teve de aprender a controlar seus impulsos. Realmente, essa maneira explosiva de lidar com algumas situações não era bom para ela. Tampouco para a sua imagem. Com o passar dos anos, ganhou maturidade. Aos dezoito, por conta da faculdade, teve de mudar não só de cidade mas também de estado. A tranquilidade do lugar em que morava deu espaço à loucura do Rio de Janeiro, onde estava a faculdade que ela queria cursar. Não que inexistisse tal curso em outros locais, mas era especificamente ali que Camila queria estudar. Até prestou vestibular para outras universidades e, diga-se de passagem, passou em todas, mas a sensação de poder escolher era incrível. Sorte? Imagina. Era um trabalho bem-feito e isso a deixava extremamente orgulhosa.

E o fato de ter feito esse curso, nessa região, abriu as portas da empresa em que Camila agora trabalhava. De analista júnior, passou direto a analista sênior.

Mais um pouco e já era supervisora, coordenando uma equipe relativamente grande. Era um trabalho puxado. Daí surgiu o vício em academia. Não era lá muito boa em fazer amizades. O papo sem conteúdo das pessoas ao redor a irritava. Justamente por isso, evitava contatos mais diretos. Sentia-se bem de verdade com seus fones de ouvido, sua garrafinha de água e só. Era mais do que suficiente.

Logo após o expediente, treinaria mais uma vez. Se pela manhã havia feito um treino pesado, à noite bastaria uma atividade cardiovascular. Optou por uma caminhada leve, já que suas pernas ainda doíam. Voltou para a casa confortável em que vivia. Preparou o jantar, tomou outro banho e já estava pronta para se deitar.

Na manhã seguinte, acordou atrasada. Por sorte, naquele dia não precisaria encontrar Peter, senão a bronca seria ainda maior. Tomou banho rapidamente. Mal teve tempo de preparar sua primeira refeição. Somente um café expresso feito na máquina que tinha em casa. O mau humor era tanto que nem sequer deu o habitual bom-dia ao manobrista que guardava seu carro.

A caminho do escritório, recebera uma mensagem de seu chefe dizendo que precisava conversar sobre um projeto que ela havia apresentado no mês anterior. Camila estava confiante, pois tinha se dedicado muito para entregar o novo modelo de carro híbrido da companhia. Pelos testes feitos na Califórnia, certamente cairia nas graças do povo brasileiro, sobretudo porque as taxas de economia de combustível eram as maiores conseguidas até então.

— Bom dia, Galhardo. Precisa falar comigo?

— Bom dia, Camila. Sim. Por favor, pode se sentar. Aceita um café?

— Não, muito obrigada. Já tomei café em casa. — Ela queria mesmo era um belo pão na chapa com requeijão por cima, mas a dieta não deixaria e, certamente, seu chefe não lhe ofereceria um desses.

— Preciso falar contigo sobre o carro que vocês desenharam. É excelente, nunca tinha visto algo parecido. O design está impecável, sem falar na quantidade de combustível que nossos clientes vão economizar. Meus parabéns.

62 | **O ÓBVIO QUE VOCÊ DEIXA PASSAR**

— Obrigada, chefe. A equipe se dedicou bastante para isso. É uma honra você ter escolhido nosso projeto com essa concorrência — disse Camila, orgulhosa de todo o trabalho que fizera junto com seu time.

— É esse o ponto. Seu projeto não será escolhido — respondeu Galhardo.

Essas palavras cairam como uma bomba sobre Camila. Como assim, seu projeto não seria escolhido? Para ela, era impossível que alguém tivesse feito algo melhor. Certamente, sua feição demonstrou o descontentamento, pois Galhardo continuou:

— Olha, Camila, eu entendo a sua frustração, mas...

— Mas nada. Não é justo, Galhardo — ela o interrompeu bruscamente. — Eu tenho me dedicado integralmente a esse projeto. Viajei inúmeras vezes para a Califórnia. Tratei cada detalhe desse carro como se fosse meu filho. É impossível que haja algum projeto melhor que o nosso — disse Camila, já em um tom de voz mais alterado.

— Camila, eu respeito a sua decepção com a nossa escolha, mas, por gentileza, não suba o tom comigo — falou Galhardo, visivelmente irritado.

Nesse momento, Camila respirou fundo e se acalmou. Para seu chefe estar irritado, ela decerto tinha ultrapassado o limite, pois nada tirava aquele elegante homem grisalho do sério. Era hora de colocar seu controle emocional em prática; caso contrário, poderia pôr tudo a perder.

— Desculpe, Galhardo. Eu realmente me excedi.

— Tudo bem. Posso continuar?

— Pode, sim — respondeu Camila, sem baixar a cabeça.

— Como eu estava falando, seu projeto é incrível. Mas não será colocado em prática no momento. Os acionistas entendem que ele precisa de alguns ajustes, até para que seja possível comercializá-lo. O outro projeto está mais evoluído nessas questões e tem tanta qualidade quanto o seu, por isso optamos por essa direção.

Camila até queria contra-argumentar, mas via que a batalha não compensava naquele momento; seu chefe já tinha tomado a decisão. A ela, cabia aceitar,

O trabalho havia consumido tudo que realmente importava: seus amigos e sua família. Era impossível segurar as lágrimas.

@felipemoller

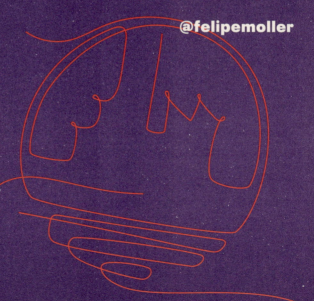

64 | O ÓBVIO QUE VOCÊ DEIXA PASSAR

embora quisesse, internamente, pegar Galhardo pelos cabelos e esfregar seu nariz nos detalhes de seu projeto a fim de fazê-lo entender cada um dos pontos. Mas, se fizesse isso, estaria na rua. Deu risada da cena que criou em sua mente e voltou a prestar atenção no que o chefe continuava a dizer.

— Olha, Camila, você é uma das grandes diretoras que eu tenho aqui. Mas preciso que controle-se e entenda que faz parte do trabalho os outros serem melhores que você. Na verdade, essa é a graça do jogo, porque nos força a melhorar todos os dias. Alguém superá-la em um projeto não faz de você pior. Mas perder o controle de suas emoções sim. Portanto, acalme-se. Concentre-se em corrigir os aspectos que te enviarei e, quem sabe, no futuro, seu carro esteja nas ruas de todo o país. Eu acredito em você.

— Ok, Galhardo. Obrigada pelo feedback. Posso voltar à minha sala?

— Pode, sim. Obrigado por seu tempo.

Era difícil digerir aquilo tudo. Estava se sentindo tão derrotada que nem sequer deu bola para as palavras elogiosas que seu chefe havia dito. Mas tudo bem, pois tinha que seguir em frente. Mostraria a todos que eles estavam errados ao escolherem o projeto do outro diretor, e não o dela. Faria disso sua real motivação nos próximos meses. Trabalharia com a faca entre os dentes para botar aquele carro nas ruas.

Naquele dia, arriscou pegar uma praia. Já estava no Rio havia tempo suficiente para arrastar o charmoso sotaque carioca. O expediente acabara mais cedo e Camila resolveu caminhar na orla. Trocou de roupa no carro mesmo. Àquela hora, o sol já se preparava para se pôr, convidando a todos para relaxar em uma noite especial. Era do que Camila precisava. Ao mesmo tempo que vislumbrava aquela paisagem maravilhosa, sentiu um aperto no peito. Lembrou-se de sua melhor amiga, Júlia. Como seria bom tê-la por perto naquele momento; ela certamente diria as palavras certas para acalmá-la.

Mas a amizade não era mais a mesma. Havia anos que não se falavam. Hoje, sua única forma de diálogo era por meio de curtidas nas fotos que postavam nas redes sociais, mas isso não impedia a falta de coragem de Camila para mandar uma mensagem. Agora Júlia estava casada. Pelas fotos, parecia muito feliz e realizada. Já tinha, inclusive, uma filha, cujo nome Camila nem sabia. Recordou que, nos tempos de colégio, prometeram que nada as afastaria e que aquela amizade seria para sempre. Ledo engano. Camila nem sequer se lembrava por que haviam se afastado, mas, internamente, culpava a amiga por isso. *Como ela pôde me deixar na mão?*, pensava.

A solidão bateu. Pensar naqueles momentos com a amiga deixou a jovem triste. Nem mesmo o céu alaranjado com fortes tons de vermelho foi capaz de alegrar Camila. Em seu fone de ouvido tocava uma música que reforçava ainda mais esse cenário de solidão.

Qual é o peso da culpa que eu carrego nos braços?
Me entorta as costas e dá um cansaço
A maldade do tempo fez eu me afastar de você

Ela se sentia assim. Culpada. Cansada. Carregada. O trabalho havia consumido tudo que realmente importava: seus amigos e sua família. Era impossível segurar as lágrimas. Naquele momento, Camila chorou. Isso até a assustou, pois havia tempos não sabia o que era chorar. Nem sequer se lembrava do gosto salgado das lágrimas, que agora não paravam de cair de seus olhos. Aquela tristeza só aumentava. Ela queria que sua mãe estivesse ali para que pudesse deitar a cabeça em seu colo e receber afagos em seus cabelos, ouvindo que tudo daria certo.

Com o telefone na mão, resolveu conferir suas mensagens. O visor de notificações marcava catorze não lidas. Algumas eram de trabalho, mas duas, em especial, chamaram a atenção da garota. Uma delas era justamente de sua mãe. Tinha mandado a mensagem havia seis dias, perguntando quando a filha iria visitá-los e dizendo que estavam com saudades. Prometia até fazer seu prato favorito, um estrogonofe de carne especial, se Camila fosse para lá. As lágrimas voltaram a cair. Tinha que mudar aquilo e dar mais atenção ao que realmente importava. Respondeu à mãe prometendo que, na próxima semana, iria até São Bernardo, sua cidade natal, para visitá-los.

Por fim, a outra mensagem. Essa foi mais difícil de encontrar, pois estava lá embaixo, quase no final da tela do aplicativo. Era de um número que ela não tinha em sua agenda e tinha sido mandada havia quase seis meses. A foto, pequena, não lhe deu dicas de quem seria. Apenas pôde ler o fim da mensagem, que dizia "Sinto sua falta". Abriu a conversa e finalmente descobriu de quem se tratava: Júlia.

Oi, amiga, tudo bem? Aqui é a Ju. Peguei esse número com a sua mãe, pois só tinha o antigo e, pelo visto, não funciona mais. Estava um dia desses sentada no sofá e estava passando Mamma mia!, *nosso filme favorito, lembra? Por isso resolvi te mandar esta mensagem. Quando vier a SBC, passa aqui em casa. Quero que você conheça a minha filha. Apesar da distância, falei de você algumas vezes e ela quer muito te conhecer. Quando puder, me manda uma mensagem. Sinto sua falta.*

Não restava dúvidas. Era hora de buscar o real conforto que sempre tivera e que nem o seu apartamento luxuoso conseguia trazer. Abriu uma nova aba em seu navegador, buscou por passagens para São Paulo e comprou uma. Iria naquele fim de semana para a cidade em que nasceu. Mas antes de voltar para casa, tinha uma última coisa a fazer.

Ju? É a Camila. Desculpe a demora. Neste fim de semana estarei aí, quero te ver. Podemos nos encontrar? Também sinto sua falta. Beijo.

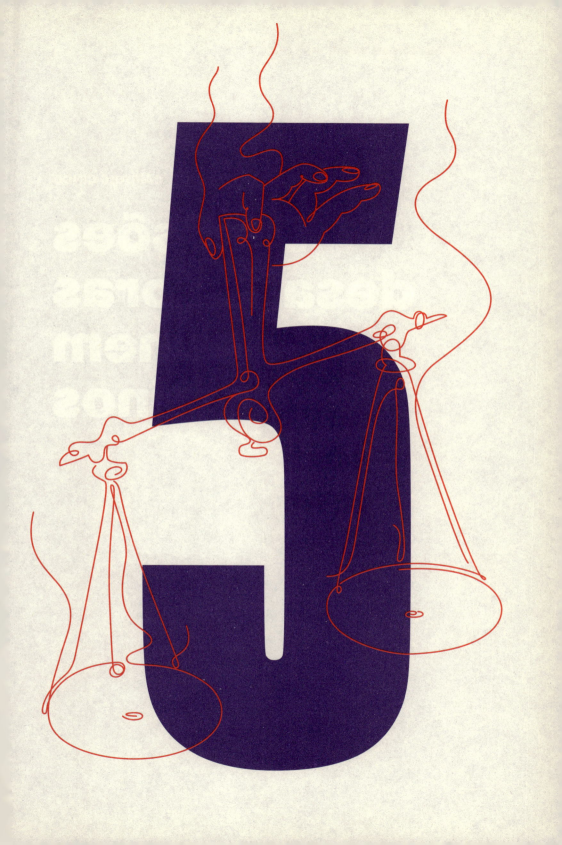

CAPÍTULO CINCO

Decisões desafiadoras definem destinos

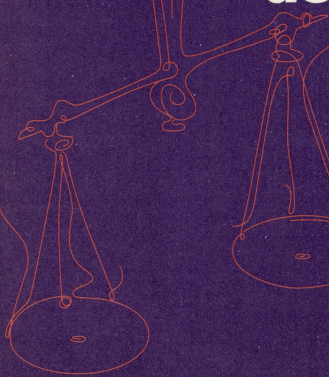

— Tchau, pessoal. Obrigado por hoje! Até amanhã!

O relógio marcava 22h12 e as ruas pelo caminho até sua casa estavam praticamente vazias. Morava em um condomínio fechado, a pouco mais de uma hora do escritório em que trabalhava. Lá, o silêncio pelas ruelas era ainda mais ensurdecedor, e toda aquela quietude causava um barulho gigantesco dentro dele. Naquele dia, em especial, Rodrigo estava cabisbaixo e com um grande aperto no peito. Chegou até a chorar, tamanha a angústia que sentia. Estacionou seu carro luxuoso na garagem e se encaminhou à porta principal de sua residência. Procurou pelas chaves no terno, que, a essa altura, já estava sobre seus ombros. Demorou, mas as encontrou. Talvez o cansaço tenha diminuído seus reflexos. Definitivamente, ele só queria dormir.

Entrou na casa, onde o silêncio também imperava. Era possível ouvir o toque-toque de seus sapatos muito bem engraxados. Jogou as chaves sobre o buffet ao lado da porta, guardou a carteira em uma das gavetas e respirou fundo. Caminhou pelo longo corredor em direção à sala, completamente vazia. Subiu as escadas rumo ao andar de cima. Pietro, seu filho de apenas nove anos, o aguardava. Abriu lentamente a porta e viu algo que partiu seu coração: Fran abraçada ao seu filho. A cena era linda e cheia de amor. Ficou por alguns momentos ali, admirando aquilo. Mas, novamente, o vazio tocou seu coração. Percebeu que havia chegado tarde demais. Mais um dia perdido.

— Fran? Fran? Oi, boa noite. Por favor, vá deitar no seu quarto — sussurrou Rodrigo para não acordar Pietro. — Desculpe a demora em chegar.

— Oi, seu Rodrigo. Desculpe, estava contando uma historinha pro Pietro e acabei dormindo. Me desculpe — respondeu Fran, sonolenta.

70 | O ÓBVIO QUE VOCÊ DEIXA PASSAR

— Magina, Fran. Obrigado por sua dedicação. Mas, por favor, vá descansar. Você deve ter tido um dia muito puxado. Boa noite — disse Rodrigo, dando espaço para a babá de Pietro sair.

Naquele dia, como nos outros, ele havia ficado até tarde no escritório. A rotina era estafante, principalmente porque, nos últimos dias, estava revisando vários contratos de uma grande empresa que estava prestes a fechar um acordo milionário com outra grande corporação. Além disso, Rodrigo se aventurava pelo mundo das *startups*, sempre às voltas com negócios promissores para o futuro. Essa veia empreendedora o perseguia desde a adolescência.

Mas, para os que viam de longe, tudo parecia maravilhoso. Afinal, quem não queria ser milionário no auge de seus trinta e sete anos? Aliás, esse *status* Rodrigo já possuía desde os trinta, quando vendeu a sua segunda empresa. Um marco para ele, que, desde criança, sonhava em acumular um milhão de reais antes dessa idade. Sorte? Talvez um pouco. Mas Rodrigo sempre soube aproveitar as oportunidades que apareceram em sua vida.

No colégio, era o considerado *nerd*. Sentava-se na primeira fileira em todas as matérias. Adorava as aulas de português e literatura. Era daqueles alunos que pediam silêncio aos mais bagunceiros quando o professor explicava algo interessante, o que certamente causava um pouco de raiva nos colegas de sala. Sobretudo no dia em que perguntou, já no final da aula, se a professora não veria o trabalho que pedira na semana anterior. Esse "foi o auge de sua *nerdice*", disseram alguns colegas visivelmente emputecidos com o ocorrido. Rodrigo só não tomou uns safanões porque foi defendido por Lucas, um desses garotos populares da escola. O colega, inclusive, foi o primeiro grande sócio de Rodrigo.

Aos dezessete anos, no último período do colégio, os dois tiveram uma ideia brilhante para o ano de 1999: abrir um lava-rápido. Não que não existissem outros, mas dois garotos tocando um negócio desses era algo diferente de se ver. É óbvio que a iniciativa partiu de Lucas, já que o amigo era muito tímido para ter um negócio próprio. Na verdade, Rodrigo já tinha melhorado, e muito, desde que os dois passaram a conviver. Mas, ainda assim, Lucas teve de insistir bastante para que o amigo topasse a empreitada. Por sorte, o pai de Lucas era um empreendedor e deu um empurrãozinho para que o filho fosse atrás de seu objetivo. O acordo era o seguinte: seu pai ajudaria na montagem do estabelecimento e até prestaria alguma consultoria, mas os garotos é que deveriam tocar o dia a dia. Essa relação de Lucas com o pai era, até certo ponto, invejada por Rodrigo.

Seu relacionamento com o pai não era dos melhores; lembrava-se de algumas brigas entre ele e sua mãe quando criança, o que levou seu pai a sair de casa por várias vezes. Rodrigo sempre sofria vendo-o partir de mala e cuia. Definitivamente, faltava estrutura familiar ali. Mas o garoto queria mudar tudo isso. Seu sonho era ser advogado para mudar a realidade de sua humilde família. No entanto, não tinha apoio das pessoas mais próximas, principalmente de seu pai, com quem quase nunca conversava, ainda mais sobre planos para prosperar na vida. Sempre ouviu dele que era melhor sonhar pequeno, porque assim não se machucava nem se frustrava; que ele deveria fazer as coisas por si mesmo, pois a vida não lhe daria nada de mão beijada.

O rapaz fez desse desejo e da paixão pelo direito o seu grande propósito. Estudava horas e horas, mesmo depois da aula. Era bonito ver tamanha dedicação. Ainda assim, Rodrigo era confrontado diariamente com a própria realidade. Seus colegas de sala sempre insistiam para que ele saísse, jogasse bola, se divertisse. Nem precisaria estudar tanto; afinal, era bom aluno. Mas Rodrigo sabia que as coisas não eram bem assim. Colocou em sua cabeça que seguiria uma jornada completamente diferente, e o direito era algo que, além de preencher essa lacuna e não ter nenhum envolvimento com a mentalidade de seu pai, o fascinava. Achava incrível poder fazer justiça com seu conhecimento. Era isso que queria para o resto da vida. Apenas a sociedade com o amigo Lucas foi capaz de dar uma pausa momentânea nesse sonho, pois tinha de pagar por seus caprichos.

E lá foram eles. No início, passaram por vários perrengues. Rodrigo era muito espalhafatoso e usava mais sabão do que devia. Lucas, por sua vez, ficava indignado com tamanho desperdício. Foi aí que o garoto teve uma grande sacada:

72 | O ÓBVIO QUE VOCÊ DEIXA PASSAR

em vez de detergente ou sabão em pó, começaram a usar sabão neutro na lavagem. O novo produto rendia muito mais, não prejudicava a pintura dos carros e podia ser feito em casa. Apesar de bagunceiro, Lucas sempre prestou bastante atenção nas aulas de química, fato curioso até mesmo para Rodrigo, que jamais imaginaria tamanha aptidão do amigo.

— Até que você é inteligente, cara! — falou Rodrigo em tom surpreso, mas visivelmente orgulhoso da descoberta do amigo.

Mas, ainda assim, patinavam na falta de experiência em gerir um negócio. Apesar de toda a empolgação inicial e dos bons resultados alcançados no começo da jornada, os dois tinham muitos problemas financeiros. Um deles resultou de uma inconsequência de Lucas, que, ao ver a grande demanda de carros a ser lavados, decidiu que precisavam de mais alguém para ajudá-los. Sem nem sequer comentar com Rodrigo, contratou dois outros jovens para trabalhar no lava-rápido. Embora esse custo fosse baixo, as novas obrigações trariam uma grande despesa ao negócio.

— Lucas, quem são aqueles dois meninos que estão lavando o carro do meu pai?

— São nossos novos funcionários! Temos que expandir, né, meu? — respondeu Lucas, visivelmente orgulhoso de sua atitude.

— Cê tá louco? Com que dinheiro a gente vai pagar eles? Nosso fluxo está superapertado e a gente já rala pra ficar no zero a zero.

— Relaxa, cara. Eu já fiz as contas. Vou pagar a eles uma porcentagem por carro lavado. Trabalhou, ganhou. Não trabalhou, não ganha nada.

A ideia parecia genial, mas o problema era que Lucas tirava seus rendimentos justamente dessas lavagens. Em pouco tempo, perceberam o inevitável: a conta não fechava. Rodrigo até pediu ajuda para seu pai, mas, como previsto, ele não se envolveria. Ainda assim, deu ao filho um dos conselhos mais valiosos de sua vida: ele e Lucas precisavam de alguém que entendesse de finanças. Foi aí que entrou Nathalia, antiga colega de classe dos dois. Ela era uma das melhores alunas da escola. Ganhou vários prêmios na

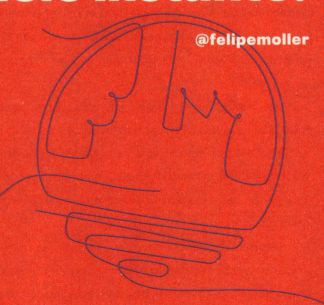

Havia tempos não fazia isso. Esse abraço o acalmou e trouxe paz. Era do que ele precisava naquele instante.

@felipemoller

74 | O ÓBVIO QUE VOCÊ DEIXA PASSAR

adolescência, entre os quais a Olimpíada de Matemática, motivo de grande exaltação para todos na época. Mas havia um problema.

— Cara, não podemos chamar a Nathalia.

— Por que não, Rodrigo? Ela era a melhor aluna da sala, entende tudo de matemática.

— Você sabe o por quê...

— Ah, não! Vai dizer que ainda é apaixonadinho por ela? — brincou Lucas.

— Para com isso! — disse Rodrigo, visivelmente irritado.

— O que foi? O nenê vai chorar de saudades da namoradinha? — provocou o amigo.

— Você é um trouxa mesmo. — Rodrigo deu uma risada. — Mas você sabe que não é isso.

— Então é o quê? — indagou Lucas, levantando o pescoço e buscando explicações do amigo.

Realmente, Nathalia era a paixão platônica de Rodrigo. Chegaram a ter um romance nos tempos de colégio, que não foi para a frente devido à pouca experiência dos dois e o foco nos estudos. Era este o principal motivo de o garoto não querer a presença dela na empresa: tinha medo de que seus sentimentos voltassem à tona e acabassem atrapalhando os negócios. Mas não queria dar o braço a torcer, principalmente ao amigo, que insistia em zombar de sua cara.

Mas, voltando ao tema do lava-rápido, Rodrigo concordava com Lucas: trazer Nathalia para o time os ajudaria bastante. No entanto, não queria tocar naquela ferida aberta meses antes, quando terminaram o namoro. Decidiu, então, que Lucas a convenceria e que eles não deveriam misturar as coisas.

— Onde se ganha o pão não se come a carne — disse Rodrigo, parafraseando o avô.

— Ah, mas vai falar que pão com carne não é bom? — E os dois riram.

Lucas era, de fato, muito bom em convencer pessoas. Além de instigar o amigo a começar aquela empreitada, conseguiu persuadir Nathalia a trabalhar

CAPÍTULO 5 | 75

com eles. É verdade que nem precisou se esforçar muito, já que a moça era completamente apaixonada por Rodrigo. Só o fato de estar perto do grande amor de sua vida era o máximo para ela. Naquele final de ano, estava tranquila, pois já tinha passado em algumas faculdades mesmo antes do término do calendário letivo. Então fazer algo além de estudar seria bom.

— Oi, Nathalia. Tudo bem? — disse Rodrigo visivelmente nervoso, mas fingindo não ter qualquer sentimento.

— Tudo, sim, Rodrigo. E você? Fico feliz que estejam indo bem, e mais feliz ainda com o convite para trabalhar com você. Quer dizer, com vocês — respondeu Nathalia, também corada de nervoso.

— Foi ideia do Lucas. Mas que bom que você topou. Bem, vou lá fora porque tem bastante carro pra lavar — disse ele, saindo de perto de Nathalia, que o acompanhou com os olhos, fitando o corpo daquele jovem adolescente.

E como fica bonito sem camisa, pensou Nathalia, suspirando, lembrando-se dos momentos *calientes* dos dois.

E aquele amor não resolvido voltou à tona. Não no início, quando respeitaram fortemente o acordo proposto por eles a Lucas: não misturar as coisas. Mas foi inevitável. O convívio diário os deixava ainda mais próximos. Rodrigo admirava a inteligência dela, sorrindo bobo toda vez que ela trazia uma nova ideia ou solução para os problemas daquele pequeno negócio. E, como nos romances adolescentes, o óbvio aconteceu: voltaram a namorar.

Inicialmente, escondidos do amigo, pois não queriam que Lucas descobrisse que haviam reatado o namoro. Por vezes, Rodrigo inventava uma desculpa para ir à pequena sala que chamavam de "administração" a fim de dar uns amassos com Nathalia. Até que, em um desses dias, Lucas os pegou no flagra.

— Ah, seus danados! Eu bem que suspeitei que isso aconteceria. Até que demorou, hein?

— Não é nada do que você tá pensando, cara — disse Rodrigo, embaraçado.

— Era pão com carne ou com linguiça que seu avô dizia pra você não comer? Vou deixar vocês a sós — disse Lucas e saiu rindo.

76 | O ÓBVIO QUE VOCÊ DEIXA PASSAR

Aquele namorico de criança ficou mais sério e evoluiu. Alguns anos depois, chegaram a se casar. Obviamente, Lucas foi padrinho. Naquele dia, ele decerto era um dos mais contentes, pois viu seus dois melhores amigos se reencontrar e, melhor, foi o responsável por tudo. Embora não acreditasse muito no amor – nunca chegou sequer a pensar em namorar –, via naqueles dois uma esperança de um dia amar também.

O lava-rápido foi vendido por uma boa quantia. Lucas seguiu cuidando dos negócios da família, enquanto Rodrigo focou a carreira como advogado, profissão que escolhera quando adolescente. Não foi tão fácil conciliar a vida de empreendedor com os vestibulares e concursos, mas sua dedicação lhe trouxe importantes experiências profissionais. A ascensão na carreira era uma prova de que todos estavam errados sobre ele, principalmente seu pai. A relação entre os dois ainda era problemática. Antônio continuava preso a seu antigo pensamento, mesmo com o filho provando, por á mais bê, que podia ser diferente. Aliás, essa foi a tônica da vida profissional de Rodrigo: provar que todos estavam errados.

E usava esse sentimento para melhorar a cada dia. Era como um combustível bastante poderoso que o blindava de críticas e dedos apontados. Isso o tornava indestrutível. Pouquíssimos foram os casos em que ele perdeu a ação de um cliente, o que o tornou extremamente desejado por grandes empresas, cada vez mais envolvidas em problemas judiciais.

Tal prestígio o elevou a outro patamar. Morava em um dos lugares mais luxuosos de São Paulo; dirigia o carro que quisesse. Aliás, isso fazia que sua garagem estivesse cheia, e ele ia para o trabalho com um modelo diferente a cada dia. No entanto, seu preferido era o Porsche Cayenne branco, com bancos na cor caramelo e teto solar panorâmico. Um verdadeiro luxo, mas, de longe, o carro menos caro de sua coleção.

Porém, todo esse poder deixava Rodrigo cansado. Era incrível ser desejado por todos e todas, mas sentia falta de amor verdadeiro. O amor que nunca teve do pai. O amor da esposa, que já não estava mais ao seu lado. O amor do filho, que viu crescer na horizontal por só encontrá-lo dormindo, sem poder dar o carinho de que ele próprio sentiu falta na infância. Esse filme passava na cabeça de Rodrigo naquela noite. O frio que sentia não era da rua, tampouco de seu quarto aconchegante com aquecimento. Era uma sensação diferente, como se tivesse tomado um soco no estômago. Aquela cama gigantesca o deixava ainda menor. Como podia ganhar tudo que qualquer homem no mundo gostaria de possuir e perder o que de mais importante uma pessoa pode ter: a família?

Em um instante de lucidez, teve uma ideia. Faria algo que nunca permitira nos últimos nove anos: deixar seu filho, Pietro, dormir em sua cama. Nem mesmo nos tempos em que Nathalia ali estava, ele deixou isso acontecer. Rodrigo nunca teve a oportunidade de dormir com os pais, o que o impediu de perceber a necessidade de seu filho, pois, sempre que Pietro pedia isso, Rodrigo se lembrava do pai o proibindo-o de subir na cama: "Ele tem a cama dele. Por que raios quer dormir aqui com a gente, mulher? Amanhã acordo cedo, não posso ficar com as costas doendo por conta desse moleque". Mas faria diferente a partir de agora.

Rodrigo se levantou e caminhou em direção ao quarto do filho. Embora fosse perto, os passos até lá pareceram durar uma eternidade. Passou também pelo quarto de Fran e então se deu conta de uma coisa que o fez estremecer da cabeça aos pés: o dormitório da babá era mais próximo do de Pietro do que seu próprio quarto. Isso acendeu uma luz em sua cabeça que apontou o óbvio: Fran era muito mais próxima de seu filho do que ele mesmo. Era ela que estava ali para qualquer coisa de que Pietro precisasse, quando, na verdade, Rodrigo era quem deveria ser o seu herói.

Apertou o passo. Como não tinha se trocado ainda, as meias sociais atrapalhavam o movimento, quase fazendo-o cair, escorregando pelo corredor escuro. Conseguiu se segurar na parede e continuou a caminhada. Pouco se importava com o barulho que fazia, e que certamente acordara Fran. Ele só queria se agarrar ao filho. Entrou no quarto e foi direto para a cama do garoto. Segurando-o num abraço apertado, aconchegou-o em seu peito. Havia tempos não fazia isso. Esse abraço o acalmou e trouxe paz. Era do que ele precisava naquele instante.

78 | O ÓBVIO QUE VOCÊ DEIXA PASSAR

Caminhou de volta ao seu quarto, levando no colo o grande amor de sua vida. Seu primogênito, a quem ele deveria entregar tudo. Entregar o carinho e o amor que nunca recebera de seu próprio pai. Deitou-se na cama, lentamente, colocando o filho ao seu lado. Ficou ali, admirando a beleza dele. Passou as mãos em sua cabeça, num sinal de carinho. Ele dormia de maneira angelical. Em uma dessas carícias, pôde notar o menino suspirando e dando um leve sorriso com o canto da boca. Essa cena o emocionou, e Rodrigo começou a chorar. Era um choro doido, de arrependimento. Um choro silencioso, que batia lá no fundo da alma. Como pôde ter perdido tanto tempo? Como deixou isso acontecer? Queria Nathalia de volta para poder recuperar tudo isso. Mas era tarde demais. Seu choro aumentou ao se lembrar dela.

Nesse instante, Pietro acordou. Rodrigo, de olhos fechados, não percebeu. Estava imerso em sua própria lamentação. Só reparou que o filho estava de olhos abertos quando a pequena mão tocou-lhe o rosto. Nesse momento, o garoto pegou na bochecha do pai e proferiu a frase mais dolorosa que Rodrigo ouviu desde a partida da esposa:

— Papai, não chora, senão eu fico triste também.

— O papai não tá chorando, não. Eu só me lembrei de uma coisa aqui, filho. Pode dormir.

— Tá bom, papai. Mas lembra de uma coisa também?

— O quê, meu filho?

— Que eu te amo daqui até a Lua.

Essa frase cortou o coração de Rodrigo. Lembrou-se da vez que ele e Nathalia levaram o garoto para andar de bicicleta no Parque Ibirapuera. Até aquele momento, Pietro ainda andava com as rodinhas, mas insistiu para que o pai as tirasse. Insistiu tanto que Rodrigo concordou. Naquele dia, ao empurrá-lo para pegar impulso, Rodrigo sentiu um frio na barriga. E se caísse? E se o filho se machucasse? Eram essas as dúvidas que ele tinha, mas seguiu o instinto e o empurrou. O garoto conseguiu andar sozinho por mais alguns metros, dois ou três no máximo. Mas logo se desequilibrou e caiu. Rodrigo e Nathalia, assustados, sairam correndo para buscá-lo. Nesse momento, caído no chão, mas com um sorriso banguela, Pietro proferiu a mesma frase: "Eu te amo daqui até a Lua".

E o engraçado é que, naquele dia, Rodrigo nem deu tanta bola para o que o filho havia dito. Talvez a possibilidade de ter acontecido algo grave com o menino o tenha impedido de dar a real importância para a frase. Mas, agora, na cama e aos prantos, as palavras do filho tiveram o significado que deveriam ter tido anos antes. Rodrigo abraçou Pietro ainda mais forte. Seu filho finalmente pôde sentir o amor e o carinho que tanto esperara e os retribuiu. Era incrível e emocionante ver o reencontro de pai e filho. Dormiram assim.

No dia seguinte, Rodrigo acordou com Fran batendo à sua porta.

— Seu Rodrigo, seu Rodrigo. A perua do Pietro está buzinando. Seu Rodrigo, acorda.

Eles haviam perdido a hora.

Pior, nesse dia Rodrigo tinha várias reuniões importantes e precisava estudar o contrato de um valiosíssimo cliente que viria, no dia seguinte, do Rio de Janeiro para falar diretamente com Rodrigo e seu time. Sem contar que também era dia de receber alunos de um colégio do ABC Paulista que queriam fazer direito, e ele mostraria algumas coisas da área para eles. Definitivamente, não podia chegar atrasado.

Ele olhou para a cama e viu o filho acordando meio sonolento. Pensou até em curtir mais aquele momento e levá-lo à escola. Mas não daria tempo. Ele ainda tinha que tomar banho e se arrumar.

— Fran, pode fazer um favor pra mim? Coloca o Pietro pra tomar banho e leva ele pra escola? Pega um Uber Black, que chega mais rápido aqui no bairro. Meu cartão tá cadastrado naquele celular que fica na despensa. Usa ele, por favor. Preciso correr; o dia hoje vai ser puxado.

Fran apenas concordou e saiu correndo com o garoto, que, por um instante, fitou os olhos do pai, esperançoso de que ele mudasse de ideia. Sem chance. O pai nem sequer retribuiu o olhar e partiu correndo para o banheiro a fim de se arrumar. Não podia perder tempo. Saindo de casa, lembrou-se de que era o

80 | O ÓBVIO QUE VOCÊ DEIXA PASSAR

rodizio de seu carro preferido, então teria que trocá-lo por outro que estava mais atrás, na garagem. Mais tempo perdido.

Como sempre, o trânsito não estava ajudando naquele dia, mas, felizmente, Rodrigo conseguiu chegar ao escritório antes dos adolescentes do colégio. Tomou um café, falou com sua secretária e confirmou a agenda do dia. Enquanto isso, pediu a seus melhores estagiários que revessem algumas pautas do contrato do cliente carioca. O mau humor o dominava e ele já nem se lembrava da epifania vivida na noite anterior. Era como se nada tivesse acontecido.

Ainda assim, precisava botar o seu melhor sorriso no rosto e receber aqueles jovens. Era bom para a sua imagem, e também para o escritório. Essas visitas são importantes, pois atraem convênios com os melhores colégios do estado e, consequentemente, aumentam a chance de pescar um estagiário promissor no futuro. Ele, inclusive, teve a oportunidade de passar pelo mesmo processo quando mais jovem e recebeu o conselho valioso de um juiz à época. Decisões desafiadoras definem destinos. Foi o que ouviu daquele experiente homem ao questioná-lo se devia seguir seu coração e abraçar aquela profissão.

— Doutor Rodrigo? — chamou a secretária. — Eles chegaram. Posso entrar com eles?

— Claro. Pode, sim.

E lá vinham os jovens sala adentro. Eram cinco ao todo: três garotas e dois garotos. Visivelmente ansiosos, tímidos e envergonhados. Pareciam até com si próprio nessa idade. Olhavam curiosos para os prêmios ganhados por Rodrigo, colocados estrategicamente no melhor ponto da sala. Ele ficava bastante orgulhoso quando eram notados. Era uma forma de ele se reafirmar para qualquer um que entrasse ali. Para aqueles jovens, mais ainda.

Fizeram um tour pelo lugar. Rodrigo mostrou as diversas áreas que a firma atendia, contou um pouco sobre como era o dia a dia em um escritório de advocacia. Deixou claro também que não era uma área fácil, principalmente porque muitos acreditam que basta entrar na faculdade para se tornarem advogados.

Explicou que esse era só o primeiro passo, que muitos desistem antes mesmo do exame da OAB, e que os persistentes também se desesperam diante dessa prova tão temida. A cada palavra, os cinco alunos ficavam cada vez mais empolgados e animados. Foi uma visita bastante agradável.

Ao se despedir, Rodrigo deu o costumeiro abraço em cada um deles, demonstrando carinho e agradecendo a visita. Mas, antes de sair do escritório, uma das garotas fez uma observação que mexeu com ele:

— Doutor Rodrigo, fiquei muito feliz. Principalmente por o senhor ser como eu.

— Como assim, como você? — perguntou Rodrigo.

— Ah, o senhor sabe. Somos parecidos. Aliás, o senhor se parece muito com meu pai. Ele sempre me fala que, se eu quiser de verdade, conseguirei tudo em minha vida. Quando vi o senhor, lembrei dele na mesma hora e fiquei feliz. Seus filhos têm muita sorte de tê-lo como pai.

Se Rodrigo precisava de um safanão, as doces e elogiosas palavras da garota surtiram efeito como um soco do Mike Tyson bem no meio de seu queixo. Com um sorriso amarelo, despediu-se da turma e rumou para sua sala. Ali, tentou digerir o que havia acabado de ouvir. Sem chance. Passou a parte da manhã em outras reuniões, mas sem conseguir se concentrar direito. Mas precisava. No dia seguinte, receberia um dos maiores clientes da empresa e precisava estar são. A vontade era remarcar. Havia tempo hábil para isso, mas faltava coragem para confrontar a situação. Lembrou-se novamente da frase que ouvira quando mais jovem. Decisões desafiadoras selam destinos. Pensou por alguns instantes. Tique-taque, tique-taque. Era possível ouvir o barulho de seu Tissot importado. Tique-taque, tique-taque. O tempo estava passando e ele precisava decidir.

Então decidiu.

— Flávia, faz uma ligação para mim, para o Marcelo, do Rio de Janeiro?

A espera entre fazer a chamada e o importante cliente atender pareceu durar uma eternidade. Sentiu vontade de desligar ao ouvir o primeiro sinal

82 | O ÓBVIO QUE VOCÊ DEIXA PASSAR

da ligação telefônica. *Tuuuu.* Mas se manteve firme. *Tuuuu.* Mais um. Nó na garganta. *Tuuuu.* Mais outro. Boca seca. Seria melhor que ele não atendesse? Talvez. *Tuuuu.* Mais outro.

— Oi, Marcelo?

— Oi, Rodrigo. Tudo bem? Como vão as coisas?

— Por aqui, tudo em ordem. Marcelão, preciso de um megafavor seu. Amanhã teremos uma pequena reforma aqui no escritório — mentiu —, e quero ver contigo se a gente pode se encontrar aí no seu escritório mesmo. Já consigo comprar as passagens. Vamos eu e meu assistente.

— Claro, Rodrigo. Eu mesmo ia te pedir isso. Amanhã teremos uma reunião bem importante aqui, que inclusive refletirá em nosso contrato. Seria incrível se vocês pudessem vir pra discutirmos mais a fundo. Tudo bem pra você depois de amanhã?

A confirmação de Marcelo deixou Rodrigo bastante aliviado. Teria mais tempo para cumprir seu plano. Na verdade, nem queria esse adiamento para melhorar o contrato. Queria mesmo era passar um pouco mais de tempo com o filho. Ele precisava disso, e as palavras daquela garotinha despertaram esse sentimento nele. Agradeceu ao cliente e partiu para confirmar a nova agenda com Flávia, sua secretária.

Rodrigo estava muito mais leve e o sorriso voltou a aparecer em seu rosto. Olhou no relógio: eram 12h21. Por suas contas, daria tempo de buscar Pietro no colégio e fazer-lhe uma surpresa. Explicou a situação para seu advogado associado, pedindo a ele que tocasse tudo aquilo. Essa também era outra coisa difícil para Rodrigo: delegar funções. No entanto, confiava bastante no trabalho do sócio e sabia que o melhor seria feito.

Entrou em seu carro. Estava com o modelo C200 conversível da Mercedes. Colocou os óculos escuros, abriu a capota e saiu em disparada. Embora estivesse em baixa velocidade, o ronco daquele motor chamava a atenção de quem estivesse a quadras de distância. E chamou a atenção também dos professores do colégio de Pietro. Melhor dizendo, das professoras, que caíam

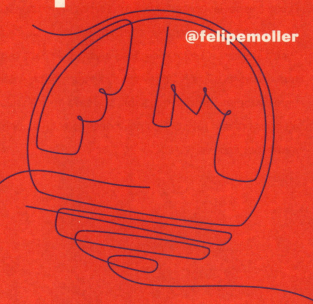

Tinha ali a chance de recomeçar e fazer diferente. Queria ser um pai exemplar e presente.

@felipemoller

derretidas por aquele homem, mas que, por sua ausência na vida do garoto, pouquíssimas vezes podiam vê-lo tão de perto.

— Pai? Você veio me buscar hoje?

— Sim, meu filho. Hoje e amanhã o pai vai ficar só com você.

— Mas e seu trabalho?

— Eu já avisei que amanhã eu não vou, e mais tarde também vou ligar pra sua professora dizendo que você não tá muito bem, tá bom?

— Pai, mas mentir é feio.

— Eu sei, filho. Mas esse será o nosso segredo, combinado?

— Só se você me levar naquela sorveteria que a mamãe me levava.

— Fechado! Aposto que meu sorvete vai ser mais colorido que o seu, você vai ver.

Pietro piscou para o pai com ar de aprovação. Estava muito feliz. Não pelo sorvete, tampouco pelo carrão em que estavam. Mas por finalmente ter a atenção integral de Rodrigo. Nem se lembrava da última vez que aquilo tinha acontecido. Queria aproveitar cada segundo desse momento com o pai.

Rodrigo, por sua vez, também estava feliz. Queria tornar aquele momento único e especial com o filho. Tinha ali a chance de recomeçar e fazer diferente. Queria ser um pai exemplar e presente. Sabia que isso faria a diferença quando Pietro crescesse. Levar memórias afetivas do pai o tornaria mais confiante para tomar decisões importantes em sua vida adulta. Assim como a que o pai acabara de tomar. Rodrigo mal sabia que essa decisão desencadearia outras tantas alegrias em seu futuro. Seu novo destino estava apenas começando. E ele não perdia por esperar.

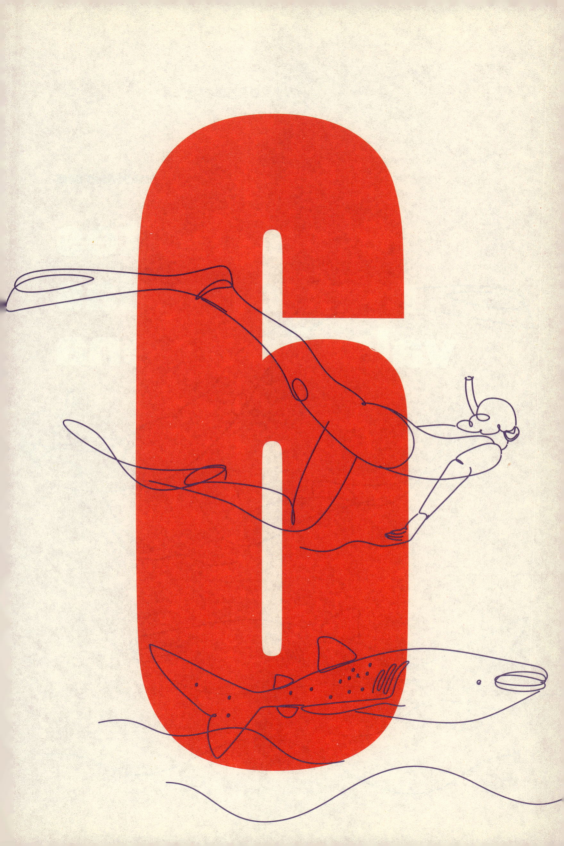

CAPÍTULO SEIS

Essas noites maldormidas valerão a pena

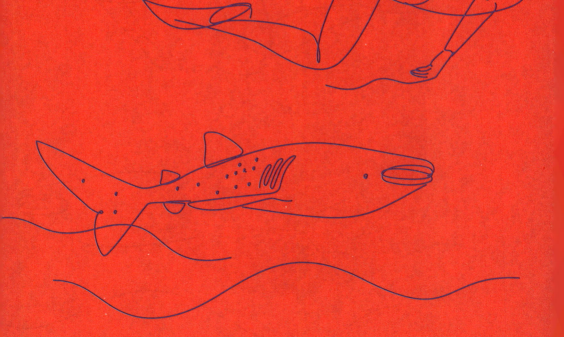

— **Ciça, sai desse celular ou então vou jogá-lo na piscina! — disse Nina.**

— Já vou, já vou... Só vou responder mais esta mensagem aqui.

— Ai, amiga, chega. Dá esse celular aqui. Você nem tá curtindo — completou Juliana, tomando o aparelho da mão de Ciça.

— Perai, só deixa eu responder a Dani aqui, rapidinho.

Era o primeiro dia das tão sonhadas férias das três amigas naquele paraíso chamado Cancún. A cidade mexicana era o destino turístico mais desejado por elas, e depois de muito tempo estavam finalmente realizando esse sonho. No entanto, desde que haviam chegado, Ciça não largara o celular. Avisando a família? Não. Falando com o namorado? Não, ela não tinha um. Comprando biquíni? Pff... Ela estava mesmo era falando de trabalho com sua equipe. E olha que Daniela, sua chefe, até a ameaçou após ver tantas mensagens, dizendo que, se continuasse, iria bloqueá-la.

— Ciça, sai desse celular. Vai curtir as férias.

— Eu tô curtindo, Dani. Relaxa. Mas minha última dúvida é se te entregaram aquele relatório. Se não, me avisa que eu cobro o pessoal daqui.

— Ciça, vou te bloquear. Tá tudo certinho, curte aí. Se precisar mesmo, eu te chamo aqui, fique tranquila. Tchau!

— Tá bom, chama mesmo, por favor, senão eu fico agoniada.

Essa última mensagem nem sequer chegou para sua chefe. Quando reparou, a foto dela já havia dado lugar ao boneco cinza do aplicativo. É, Daniela a havia bloqueado. Só assim para que Ciça sossegasse. Mas, antes de se

88 | O ÓBVIO QUE VOCÊ DEIXA PASSAR

desligar por completo, pediu à sua assistente que a avisasse se precisasse de algo. Realmente, Ciça era workaholic nível hard.

Dali em diante, seu celular serviria apenas para tirar fotos e atualizar suas redes sociais. Teve de prometer às amigas que, a partir daquele momento, só usaria o dispositivo para isso, e, entre elas, promessas eram algo extremamente valioso, tanto que tinham um ritual para esses momentos: davam as mãos, fechavam os olhos e diziam qual era a promessa da vez; tinham que gritar o mais alto que podiam. O grito servia como uma espécie de "espanta mau agouro" que, segundo elas, fazia as pessoas quebrarem seus compromissos. Ah, claro, havia mais uma cláusula nesse acordo: quem o descumprisse teria de se fantasiar de mariachi na festa de fim de ano organizada por elas. Definitivamente, essa era uma prenda que nenhuma das três queria pagar.

Cancún era exatamente como elas imaginavam: bela, luxuosa e muito divertida. Já do avião conseguiram avistar a imensidão do mar verde-água e do gigantesco recife de corais. Ao aterrissarem, ficaram ainda mais encantadas com o local. Além da grande recepção com muita música, o hotel era lindo, praticamente pé na areia. Cada uma delas ficaria em um quarto separado, todos de frente para o mar, mas um do lado do outro para que não se perdessem ou se atrasassem para tudo que haviam planejado. Nina, a mais organizada das três, já havia definido o roteiro dos dez dias naquele paraíso, e até Juliana, a mais dorminhoca, ficou animada para conhecer cada canto do lugar.

— Ó, aproveitem pra descansar hoje porque amanhã a gente vai nadar com os tubarões, hein? — disse Nina, empolgada.

— Mas já? Meu Deus, eu tenho medo de tubarão — confidenciou Ciça com a voz visivelmente trêmula de medo.

— Sim, vamos começar com tudo, pra adrenalina já subir.

— Eu topo! Deixa de ser medrosa, Ciça. Você enfrenta cada tubarão lá no seu trabalho... Vai ficar com medo deles aqui? — brincou Juliana, arrancando risos das duas amigas.

Como era bom estar ao lado delas. Ali, Ciça podia ser quem era de verdade, sem máscaras ou sem precisar medir as palavras. A companhia das duas amigas preenchia qualquer insegurança que ela pudesse sentir. Aprendera a importância de ter pessoas positivas ao seu lado. Pessoas que empoderam as outras e as fazem acreditar ser possível realizar qualquer sonho. Essas pessoas eram elas. Não à toa, sempre que viam mensagens do tipo *"Marque alguém que te inspira"* no Instagram da Fábrica de Mentes — o perfil preferido delas —, a disputa era grande pra ver quem marcava as outras primeiro.

Naquela noite, decidiram que não iam para a balada. A ressaca do bar da última quarta-feira ainda batia na cabeça de Marina e Juliana. Ficariam na piscina do hotel curtindo aquela preguiça do primeiro dia. Precisavam desacelerar um pouco. Juliana havia tido um ano bastante puxado na empresa de seu pai, que estava expandindo as operações. Ela, responsável por todo o marketing, teve de se virar nos trinta para dar conta dos desejos do pai, que, segundo ela, não entende nada de marketing e acha que tudo é possível.

Já Nina estava prestes a começar uma nova empreitada. Havia passado em um processo seletivo para ser *trainee* em uma grande empresa. Apesar de vir de várias promoções, acreditava que finalmente daria conta de entregar tudo aquilo que sempre sonhara nessa nova instituição. Apesar de formada em marketing, Nina nunca chegou a atuar na área, voltando-se mais para o setor de treinamentos e performances dos locais pelos quais passou.

— E você, Ciça? Como está lá? — perguntou Juliana.

— Vocês me pedem pra não pensar em trabalho, mas ficam me perguntando sobre ele? Já me deu até faniquito para olhar meu celular — disse Ciça, brincando.

— Tudo bem, podemos já encomendar a sua fantasia de mariachi? Só falar que busco aqui na internet — brincou Nina.

— Sem essa. Meu celular está até no quarto pra eu não correr esse risco. — Riu Ciça. — Ah, tá tudo bem. Minha chefe é incrível, tenho aprendido bastante com ela, mas vocês sabem como é, né?

90 | O ÓBVIO QUE VOCÊ DEIXA PASSAR

— Não sei, nunca trabalhei em empresa assim. Conta, quero saber — pediu Juliana, bastante curiosa com o que a amiga tinha a dizer.

— Tem muita politicagem, né? Às vezes sinto como se não fosse boa o suficiente. Estou sempre à disposição das pessoas, faço tudo o que me pedem, mas parece que não é o bastante. Nesses últimos dias mesmo, virei a noite pra entregar uma apresentação para um cliente megaimportante, e o diretor simplesmente cagou pra tudo.

— Sério, Ciça? — perguntou, Nina.

— Sério, amiga. Todo mundo veio me elogiar e ele só fez um sinal de parabéns e saiu correndo da reunião.

— Vai ver ele estava com dor de barriga, Ciça — brincou Juliana.

— Pela cara dele, o estrago devia ser grande, viu? — Ciça deu uma risada. — Ah, mas é complicado. Há tempos venho tentando uma promoção, mas, enquanto minha chefe não for promovida, não tem muita chance de eu subir. Isso é desestimulante — completou a jovem, visivelmente irritada.

— Ó, vamos deixar esse papo pra lá? Viemos pra curtir. Nada de *bad vibes*, por favor — interrompeu Nina.

— É, deixa pra lá. Vou pegar uma cerveja pra gente. Quem quer? Aproveitem que vou passar no meu cartão, hein? — disse Juliana, saindo da piscina em direção ao bar.

Realmente, aquele assunto deixava Ciça irritada. Ela se lembrou do papo que tivera com o pai na noite da reunião. A vontade de voltar a chorar como naquele momento era grande. O que mais ela precisava fazer para provar que merecia a promoção? Não sabia. Já havia feito de tudo. Mas não ia chorar. Estava em um lugar maravilhoso, com as duas melhores amigas que a vida podia ter lhe dado. Que se danasse o trabalho. Ia curtir cada momento daqueles dias. Nesse meio-tempo, Juliana já tinha voltado com as três cervejas. Entregou uma para cada amiga e propôs um brinde. A partir dali, nada deveria baixar a energia delas. Tim-tim.

No dia seguinte, as três garotas acordaram tão cedo que não foi nem preciso o funcionário do hotel ligar para acordá-las. O barco partiria às nove e

Aprendera a importância de ter pessoas positivas ao seu lado. Pessoas que empoderam as outras e as fazem acreditar ser possível realizar qualquer sonho.

@felipemoller

O ÓBVIO QUE VOCÊ DEIXA PASSAR

quinze, mas às sete da manhã elas já estavam no restaurante do hotel para aquele café reforçado; afinal, o passeio duraria praticamente toda a manhã, então era hora de comer e bem.

E foi o que fizeram. O banquete era digno de deixar qualquer um com água na boca. Tinha de tudo que podiam imaginar: iogurtes de vários sabores, sucos de todo tipo, mesa de frios e de frutas. As opções eram fartas. Até mesmo Juliana, que estava de dieta, não pôde deixar de aproveitar cada uma daquelas delícias. Ciça, a mais sociável das três, fez logo amizade com o chapeiro, que deu a ela uma dica valiosa: montar seu próprio lanche. *Era bom demais para ser verdade*, pensava a garota. E lá foi ela montar seu próprio sanduíche. No prato, uma verdadeira mistura: duas gordas fatias de pão italiano, um largo pedaço de queijo branco, algumas fatias de *jamón*, várias rodelas de salame e, claro, alguns pedaços suculentos de bacon. Como acompanhamento, selecionou alguns tomates, pois, segundo ela, salada em um sanduíche ajuda na digestão. O rapaz colocou tudo aquilo na chapa. O cheiro era incrível, e até as outras pessoas que estavam na fila ficaram com vontade. Quem via aquele sanduíche jamais imaginaria que seria para Ciça. No mínimo, ela dividiria com alguém, não era possível.

— Caraca, Ciça. Que lanchão! Me dá um pedaço?

— Sai fora, Nina. Monta lá o seu! E outra: você nem gosta de bacon.

— Eca! Colocou bacon? Bem que seu namorado dizia que você parecia ter dois estômagos. Não sei como não passa mal — completou Nina.

— Eu tenho metabolismo rápido, meu bem! — disse Ciça.

— Quisera eu ter essa sua capacidade de comer tanto e continuar plena, mas dane-se... Na volta do passeio eu tomo um remedinho pro estômago — falou Juliana, juntando-se às amigas na mesa.

Aquele café da manhã foi regado a muitas risadas e enfeitado pela bela paisagem que tinham bem à frente. Um cenário de que desfrutariam em breve no mergulho com os tubarões. Aquela ideia ainda assustava Ciça, que preferia se concentrar em cada mordida de seu suculento lanche para não

CAPÍTULO 6 | 93

lembrar a loucura que faria em alguns minutos. Na verdade, o que tirava o ar da garota não era só imaginar os tubarões, mas entrar na água. Tinha talassofobia, ou pavor do mar.

Mas era hora de lidar com esse medo. Aliás, lidar não, vencê-lo. Sendo assim, lá foram as três amigas desbravar aquele belo lugar.

Uma vez no barco, Ciça até pensou em inventar que estava passando mal pelo tanto que comera no café da manhã, mas achou que ouviria um longo sermão, então tratou de fingir naturalidade com a situação.

Já com as roupas apropriadas, elas se preparavam para a chegada ao local do mergulho, o que não demorou muito. Nina e Juliana rapidamente se colocaram na lateral do barco e, ao ouvirem as instruções dos guias, jogaram-se no mar. De lá, incentivavam a amiga a fazer o mesmo. As pernas de Ciça tremiam. O medo dominava seu corpo a ponto de ela não conseguir sair do lugar. Estava paralisada. Tentava controlar a respiração e se acalmar, mas, quanto mais olhava aquele mar à sua frente, menos tinha vontade de mergulhar. A imensidão verde-água que a rodeava era extremamente assustadora. Não conseguia entender como as pessoas se divertiam com aquilo. Preferia mil vezes o ar rarefeito das cordilheiras do Chile do que aquela situação. Certamente, faltava-lhe mais ar ali do que no paraíso chileno.

— Ei, não tenha medo. Se precisar, me dê a mão e a gente pula juntos. Eu tô contigo nessa.

Era o que Ciça precisava ouvir. Por incrível que pareça, aquela voz lhe deu a coragem de que necessitava. Mais do que isso, trouxe conforto e tranquilidade. Outros já haviam lhe dito que ali era raso e que os tubarões nada faziam, mas, mesmo assim, não conseguia. No entanto, aquela voz foi o empurrão que faltava. Ela subiu na lateral do barco e encheu o peito de ar. Ainda sentia as pernas trêmulas, mas tinha finalmente a força para saltar. E saltou. Aqueles pouquíssimos segundos no ar foram libertadores. Cair no mar também foi uma sensação indescritível. Amava água, mas se jogar no meio do oceano era algo que Ciça jamais pensara em fazer. Mas fez.

O ÓBVIO QUE VOCÊ DEIXA PASSAR

Sentia-se um verdadeiro peixe. Aquele sentimento de vitória era incrível. Por um pequeno instante, chegou mesmo a esquecer que veria tubarões. Sentia-se livre, sem amarras, sem medo. Arriscou-se até a boiar naquele lindo mar que, de tão calmo, parecia uma imensa piscina. Esticou o corpo, deitou a cabeça na água e ali relaxou. Como era deslumbrante ver um céu tão azul por aquele ângulo. A paz interior gritava dentro dela. Só não pôde gritar mais alto do que suas amigas, que a chamavam para se juntar a elas rumo à verdadeira aventura.

Encontrar-se com os tubarões foi outra grande surpresa. O que antes era medo tornou-se um verdadeiro presente. Os animais eram inofensivos, de fato, e as garotas, nadavam livremente entre eles. Era a coisa mais linda que Ciça já tinha visto na vida. Arriscou-se, inclusive, a passar a mão em um deles. Realmente, aquelas criaturas eram encantadoras e despertavam a curiosidade das garotas, que, mesmo com os aparelhos de mergulho, se entreolhavam maravilhadas com o que estavam vivenciando. Por um momento, era possível sentir a emoção que as rodeava. A vibração que emanavam era poderosíssima.

Com o fim do passeio e a volta aos barcos, o que se via nos olhos das três não era água salgada, mas um misto de choro e emoção. Aqueles minutos foram, sem dúvida, os melhores que haviam vivido até então. Abraçaram-se orgulhosas pelo feito, agradecendo também pela amizade que tinham. Ofegantes com o que haviam passado, estavam sem forças até para almoçar. O papo teve de continuar nas redes que o hotel mantinha na areia da praia.

— Meninas, foi incrível. Obrigada por insistirem — disse Ciça.

— Nossa, nem me fale! Eu tô até agora anestesiada — falou Nina.

— Eu não sei nem o que dizer. Eu estava com medo, mas ver a Ciça pulando sozinha, lá de cima do barco, me deu mais coragem — disse Juliana, rindo.

— Sozinha? Lógico que não. Só pulei porque me deram a mão — comentou Ciça, intrigada com o que a amiga lhe dissera.

— Vixe, acho que aquela água tinha mais do que sal, hein, Ciça? Do nada a gente viu você subir na beira do barco e pular. Eu e a Nina só não ficamos preocupadas porque você sabe nadar. Mas você estava sozinha.

CAPÍTULO 6 | 95

Ciça não sabia, mas realmente esteve sozinha todo o tempo. Desde o momento em que pisara no barco, não falou com mais ninguém. Estava mais concentrada em lidar com seus medos e anseios. Aliás, não tinha ninguém além delas e dos guias naquele barco.

Mas quem falou comigo na hora em que pulei?, perguntou a si mesma, ainda inquieta com a revelação das amigas.

Apesar desse mistério, as amigas continuaram conversando animadas, cada uma contando como tinha sido a experiência que haviam acabado de viver. Estavam ainda extasiadas com o momento, descrevendo com riqueza de detalhes o sentimento de ficar lado a lado com aqueles animais que, poucas horas antes, as aterrorizavam. O papo foi tão longe que quase perderam a hora do almoço, chegando ao restaurante poucos minutos antes de fechar. Mas, pelo cansaço, nem precisavam de muito tempo. Apesar das fartas opções, fizeram uma refeição rápida. O sono as convidava para um breve descanso em seus quartos.

Naquele dia, nada mais fizeram. Não tinham pique sequer para curtir a noite mexicana. A preguiça perdurou por todo o dia seguinte. Elas até saíram para fazer algumas compras no resort e acabaram descobrindo que seu pacote *all-inclusive* abrangia também o consumo na Starbucks, local favorito de Ciça. Lá, além do seu tradicional *frappuccino*, pegou várias bolachinhas dos mais diversos sabores, com a desculpa de que levaria para a mãe. Pelo menos foi isso que disse à atendente, já que suas amigas bem sabiam que dona Catarina não suportava tais doces. Saíram gargalhando do estabelecimento.

Já estavam no terceiro dia de viagem e viviam um verdadeiro sonho naquele lugar, sendo mimadas o tempo todo pelos funcionários do hotel. Mas ainda não tinham curtido uma das principais atrações da cidade: a balada. Esse era o programa para aquela noite. E, se tinha uma coisa que essas três sabiam fazer muito bem era curtir uma boa festa. Pelos preparativos, já era possível imaginar que a noite prometia. Ciça estava impecável: calça *pantacourt*, sandália e um top azul-marinho. Apesar da simplicidade do *look*, ela exalava feminilidade em cada

96 | O ÓBVIO QUE VOCÊ DEIXA PASSAR

detalhe. Gostava de se sentir forte, empoderada e de bem consigo mesma. Essa era a marca daquela garota que chamava a atenção dos outros por onde passava. Suas amigas não ficavam para trás. Eram as verdadeiras Panteras. Pobre daquele que ousasse dizer que elas se arrumavam para destruir homens. Pff... Elas queriam mesmo era destruir a noite e se divertir.

Foi exatamente o que fizeram. Ao som de "Going Down for Real", as três chegaram a seu destino: Coco Bongo, a balada mais famosa de Cancún. Se houvessem combinado com o DJ da noite, não teria dado tão certo, já que a música do rapper Flo Rida era a favorita delas, especialmente de Juliana, que, ao ouvir a batida, correu para dentro da balada seguida de perto por Nina e Ciça. A cada grave, mais e mais se soltavam; mais e mais se divertiam. Entre drinques coloridos, bebidas flamejantes e doses de tequila, aquelas três jovens desbravadoras do mundo mostravam a todos quanto aquela noite era especial.

Enquanto isso, no hotel, o celular de Ciça tocou. *Vuut, vuut*. Caixa postal. Insistiu mais uma vez. Sem resposta. E não teria mesmo, pois Ciça estava na balada dançando, curtindo... vivendo. Fosse quem fosse, teria que esperar. Àquela hora, nossa garota só queria saber de si mesma e aproveitar cada instante. Havia muito tempo que não se divertia tanto. Era possível ver a alegria em seus olhos, que, por vezes, os fechava em puro prazer. Era como se o tempo parasse por alguns segundos. Finalmente Ciça não pensava mais no trabalho. Estava livre, sem amarras, sem olhos julgadores sobre si. Só precisava ser ela mesma e isso bastava.

Elas voltaram para o hotel exauridas. De fato, a balada fazia jus à fama que tinha e as três aproveitaram cada metro quadrado que o espaço oferecia. Juliana, inclusive, teve de ser puxada por Ciça e Nina, pois encasquetara que queria lamber a máscara do Máscara, personagem icônico da casa de shows. Havia sido uma noite fora de série, mas era hora de dormir e descansar. Ao entrar no quarto, Ciça tomou uma ducha rápida e largou-se na cama. Nem sequer atentou ao celular, que, a essa altura, já estava completamente sem carga.

Outros dois dias se passaram naquele belo lugar. Sem muitas emoções, visto que o estrago da noite da balada ainda era sentido por elas. Mas nada que óculos

O que antes era medo tornou-se um verdadeiro presente.

@felipemoller

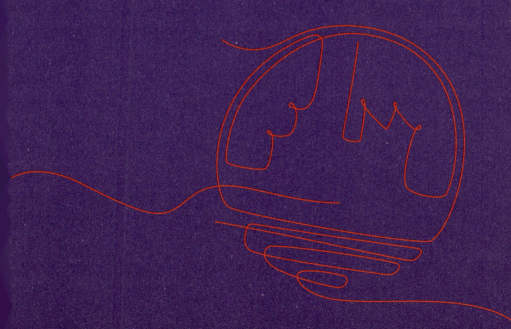

98 | O ÓBVIO QUE VOCÊ DEIXA PASSAR

escuros e um bom chapéu de praia não resolvessem. A praia e a piscina seriam as suas melhores amigas naqueles dias que restavam.

— Peraí, meninas. Vou no quarto buscar meu celular rapidinho... Preciso gravar essa paisagem. Hoje o céu está lindo.

E realmente estava. Especialmente naquele fim de tarde. Era um azul que puxava para tons avermelhados. Próximos ao sol era possível ver lindos raios laranja que se misturavam com o amarelo daquela faixa do céu. Um espetáculo à parte, digno de ser registrado.

Chegando ao quarto, Ciça finalmente percebeu que seu celular estava sem bateria. Procurou o carregador, plugou na tomada e aguardou alguns instantes. Quando o aparelho ligou, ela tomou um verdadeiro susto. Havia recebido três chamadas de Daniela, sua chefe. No mesmo instante, procurou-a no WhatsApp, preocupada com as ligações. Ao abrir a conversa, uma única mensagem a deixou mais apreensiva.

Oi, Ciça, tudo bem? Desculpe te ligar nas férias, mas preciso falar contigo. Me liga quando puder?

Ela sentiu um frio na espinha. Tão logo leu a mensagem, ligou para sua chefe. Nem sequer se preocupou com o custo da chamada, pois aquilo precisava ser resolvido o quanto antes e, pelo registro da ligação, Ciça estava três dias atrasada.

— Dani? Oi, é a Ciça. Perdão, estava sem bateria. Só reparei agora.

— Oi, Ciça. Tudo bem? Como está a viagem? — perguntou Dani, com sua habitual calma.

— Tá tudo bem, Dani. Mas, me conta, aconteceu algo? — respondeu Ciça com a voz ofegante. — Ai, que cabeçuda eu fui deixando o celular sem carga e você precisando de mim. Me perdoe.

— Ei, relaxa. Não é nada muito grave. Talvez só um pouquinho.

— Foi o relatório que deu errado? Eu pego um computador daqui e te envio corrigido.

CAPÍTULO 6 | 99

— Não, Ciça. O relatório deu supercerto. Na verdade, tenho duas notícias, uma boa e uma ruim. Qual você quer ouvir primeiro? — perguntou Dani.

— Conta logo a ruim, assim vem coisa boa depois — disse Ciça, rindo de nervoso.

— A ruim é que talvez você tenha que interromper suas férias um pouquinho mais cedo, mas isso só se você quiser, tá?

— Humm... Sério? Tá, e qual a notícia boa?

— A boa é que fechamos contrato com aquele cliente para quem você apresentou o projeto e vamos lá depois de amanhã, e o Marcelo quer sua presença.

— Que notícia maravilhosa! — exclamou Ciça, gritando de empolgação. — Vou fazer minhas malas já, Dani.

Aquela notícia era realmente incrível. Havia muito tempo que vinha tentando aprovar um grande contrato para a empresa, e nesse, em especial, havia se dedicado bastante. Lembrou as noites que virou trabalhando na apresentação daquele dia. Não se segurou e chorou. Dessa vez, lágrimas de alívio. Saber que o Marcelo havia solicitado sua presença era mais uma grande conquista. Será que dessa vez viria a tão sonhada promoção? Pensar nisso a encheu de ansiedade. Não tinha tempo a perder, então arrumaria logo suas malas, faria o *check-out* do hotel e anteciparia as passagens de volta. Por mensagem, Dani lhe deu carta branca para tomar essas providências, e a empresa arcaria com os custos adicionais.

Era chegada a hora mais difícil: contar para Nina e Ju. Foi ao encontro delas na piscina. A conversa entre as duas fluía tão bem que nem perceberam Ciça chegar. Ao olharem para trás, assustaram-se ao ver a amiga toda arrumada e com as malas nas mãos. Não acreditaram no que ouviram. Segundo elas, era uma baita sacanagem o que haviam feito com Ciça, pois sabiam que ela jamais se recusaria a voltar. Ainda assim, desejaram boa sorte para a amiga, que viajaria em poucas horas e já partiria no Uber que estava à sua espera no saguão do hotel. Juliana ainda brincou:

— Bom, já temos a "ganhadora" da nossa aposta. Ciça, está preparada para ir de mariachi à nossa festa? — Ela riu.

100 | O ÓBVIO QUE VOCÊ DEIXA PASSAR

— É, e vai ter que dançar até o chão, igual fez lá na Coco Bongo — completou Nina.

Ciça se divertiu com as piadas das amigas. Com um abraço triplo apertado, despediu-se delas. Era triste ter de deixar aquele paraíso. Mais triste ainda era deixar aqueles dois seres tão especiais, mas o dever a chamava. O voo era longo, durava cerca de catorze horas, tempo suficiente para dar uma leve descansada. Em breve estaria novamente em São Paulo para buscar aquilo que era seu por direito.

Já em casa, foi recebida com carinho pelos pais. Catarina, a mãe, havia pedido que entregassem um bolo de laranja quentinho, direto da padaria próxima à residência deles. Era o que Ciça mais gostava de fazer: passar a tarde com os pais botando o papo em dia. Não tinha do que reclamar, a não ser do forte frio que fazia na capital paulista; afinal, até o dia anterior estava em um calor de rachar. Ela aproveitou aquela noite para terminar de arrumar suas coisas e dormir. O dia seguinte seria especial, e a ansiedade só aumentaria se ficasse acordada.

Mesmo indo para a cama cedo, perdeu a hora no dia seguinte. E, para piorar, era rodízio de seu carro, então teria que ir ao trabalho de metrô. Aproveitou o frio para usar seu casaco favorito. Ele era vermelho e bem quentinho. Sua mãe o havia trazido da Europa em sua última viagem para lá.

Seriam quatro estações até chegar ao trabalho.

Próxima estação: Brigadeiro. Desembarque pelo lado esquerdo do trem.

Precisava correr. Havia marcado às nove e vinte com sua chefe e, apesar de ainda faltarem trinta minutos, não queria dar sopa para o azar. Encaminhou-se apressadamente para as escadas rumo à saída. Naquele dia, o metrô estava mais lotado do que de costume. Como já estava habituada, correu por entre as pessoas, desviando delas com agilidade. Quando estava quase chegando ao pé da escada rolante, acabou esbarrando em um rapaz. O susto foi tão grande que quase o derrubou. Nesse momento, Ciça só teve tempo de arrumar os óculos de armação dourada que faziam um belo contraste com sua pele morena do sol de Cancún, olhar para trás e acenar, desculpando-se. Pela surpresa daquele garoto, ele certamente não era dali. *Teria de se acostumar rápido ou então seria devorado pelas pessoas do metrô*, pensou a jovem.

Não demorou muito e finalmente estava em seu trabalho. Assim que se sentou à mesa, foi recebida por sua equipe com vários balões e cartões-postais temáticos de Cancún. Era tradição deles comemorar a volta de quem saía de férias ou fazia aniversário. Iniciativa da própria Ciça, que ensinava a importância de valorizar o companheiro de time. Isso era fundamental para manter todos ali motivados. Um dos cartões dizia que ela tinha voltado cedo demais, mas que sentiram falta do seu jeito acelerado, que, sem ela ali, tudo era muito calmo (com certeza, foi um dos que ela mais gostou de ler). Pontualmente às nove e vinte, Dani apareceu no saguão. Abraçou Ciça e lhe deu boas-vindas.

— Está pronta? — perguntou a chefe.

— Estou, sim, Dani. Podemos ir — respondeu Ciça.

— Antes de irmos, quero te agradecer pelo esforço em sair daquele lugar lindo e ensolarado e voltar para São Paulo e seu céu cinzento. Quero também agradecer toda a sua dedicação nesse projeto. Lembro-me do dia em que o entreguei e você prometeu que ganharíamos. E ganhamos! Isso é tudo mérito seu. Parabéns!

Ouvir os elogios de Dani deu um alívio à garota. Realmente, largar Cancún não fora nada fácil, mas só por esse início de dia já tinha valido a pena. Ela sabia que era merecedora de todas aquelas palavras de sua chefe.

As duas saíram em direção ao Uber que as aguardava. O trajeto demoraria pouco mais de quarenta minutos. Do trabalho até o novo cliente, foram conversando sobre estratégias e como colocariam em prática tudo aquilo que haviam prometido. Antes de descer, Ciça retocou o batom vermelho. Isso a empoderava ainda mais.

— Padrinho, há duas moças que vieram para falar contigo — disse a recepcionista ao telefone.

Padrinho? Que engraçado, pensou Ciça.

102 | O ÓBVIO QUE VOCÊ DEIXA PASSAR

— Podem subir, senhoritas. Eles as aguardam na sala 9. Vão até a porta de vidro. À direita tem o elevador. Nono andar. Bom dia para vocês — completou a moça.

E lá foram elas, sorridentes, descontraídas. Aquele era apenas um encontro informal, pois a parte principal já havia sido feita. Entraram na sala e todos já estavam lá. Ao ver seu diretor, Ciça estufou ainda mais o peito e não baixou a cabeça. Cumprimentou-o e agradeceu o convite, embora soubesse que estava lá por mérito. Em seguida, foram recebidas pelo diretor da empresa, um senhor que aparentava quarenta e poucos anos, com barba grisalha e um paletó que lhe caía impecavelmente. Somente após a reunião Ciça descobriu que o tal padrinho tinha sessenta e três anos e cuidava da saúde como poucos.

Naquele encontro, os novos clientes reforçaram os pontos positivos do projeto e como ele traria bons resultados à empresa. Disseram-se também muito satisfeitos com a clareza como tudo foi apresentado no último encontro, o que, por várias vezes, gerou aplausos para Ciça. A jovem, embora bastante confiante quanto ao que havia feito, percebeu a pele corar devido a certa vergonha que sentia sempre que a aplaudiam. A reunião foi terminada com um grande brinde e votos de que aquele seria um marco para a instituição.

Antes de se despedirem, Marcelo chamou Dani e Ciça para conversar. Tinha uma notícia importante para lhes dar: estava para sair da empresa, o que faria de Dani a nova diretora daquela área, ficando responsável por tocar ainda mais de perto o novo projeto. A notícia era, na verdade, um convite, ao qual Dani prontamente aceitou, mas com uma única condição: que Ciça assumisse o seu lugar.

— Essa era a outra coisa que eu queria falar. Ciça, venho acompanhando seu trabalho de perto há bastante tempo. Talvez por eu não estar tão presente, pode parecer que não sei o que se passa, o que é uma inverdade. Depois de tudo o que aconteceu aqui, e pelo rumo que a nossa empresa tomará com a minha saída, não há como negar: você é a pessoa certa para chefiar esse projeto e toda a área em que atua hoje. Você aceita?

Estava livre, sem amarras, sem olhos julgadores sobre si. Só precisava ser ela mesma e isso bastava.

@felipemoller

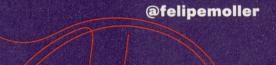

104 | O ÓBVIO QUE VOCÊ DEIXA PASSAR

Aquilo soou como música para os ouvidos de Ciça. Era finalmente a oportunidade que ela tanto queria. Por vezes, até cogitou desistir ou buscar sua chance em outro lugar, mas, sempre que pensava nisso, uma voz lhe dizia para ter paciência e que tudo daria certo. Nesse instante, lembrou-se do diálogo que tivera antes de pular no mar em Cancún. Notou que essa era a mesma voz que a aconselhara em outras oportunidades. Realmente, não havia ninguém do lado de fora, mas sim dentro de si mesma. Era sua intuição guiando-a e dando as ferramentas certas para que tomasse a atitude correta em todas as situações de sua vida.

E, como sempre, a voz recomendou que ela aceitasse. Aliás, não tinha como não aceitar. Essa vaga era dela desde sempre. Era questão de dar tempo ao tempo e deixá-lo cuidar do que fosse preciso. Ciça abraçou Marcelo com gratidão, aceitando a promoção que tanto aguardara.

— Mas, Dani, posso dar uma sugestão para a nossa área? Com tudo isso que faremos com esse cliente a partir de agora, acredito que precisaremos contratar mais um designer para a agência, uma vez que a demanda aumentará bastante nos próximos meses. O que acha?

— O que acho? Acho que você é quem decide; afinal, é a nova gerente da nossa companhia. O que falar tá falado. Confio totalmente em você — disse Dani, dando um tapinha no ombro da garota em sinal de aprovação.

Pois é, agora era Ciça quem tomaria as decisões dali em diante. E ela adorava isso.

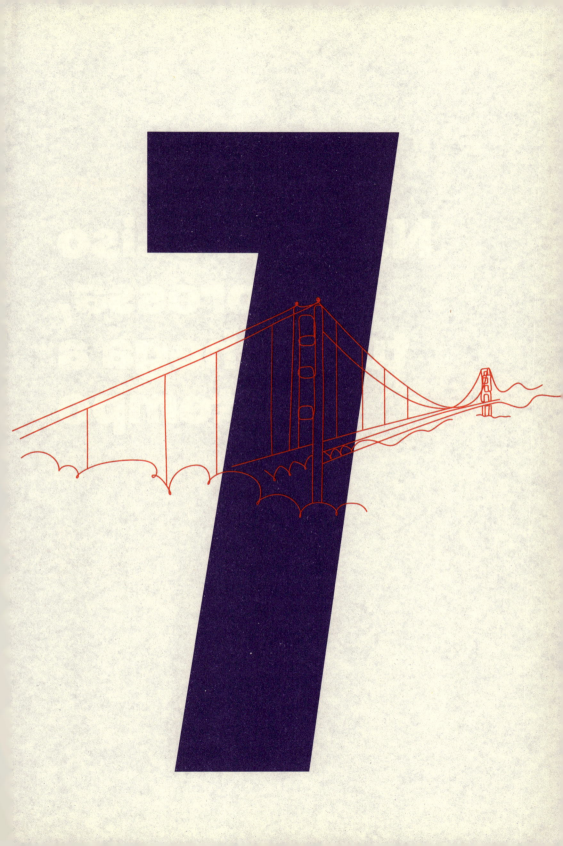

CAPÍTULO SETE

Não é preciso ter pressa, tudo chega a seu tempo

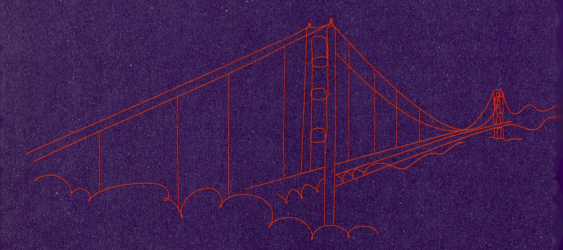

Eu não sei pra que isso.

— Isso o quê, Jaque?

— Ah, toda hora o diretor vem na nossa classe dar esse sermão de que a gente tem que passar na faculdade e blá-blá-blá.

— Mas é importante, Jaqueline — falou a amiga em tom bravo. — Você precisa se decidir.

— Importante pra você, né, Luana? Você que quer passar em federal. Você que quer passar a vida toda enfurnada em livros. Alguém já perguntou o que eu quero?

— Tá, e o que você quer, então? — perguntou Luana, debochando.

— Te falar que nem eu sei. — E as duas riram.

Elas eram muito amigas desde pequenas. Praticamente cresceram juntas. A amizade vinha de suas mães, que também eram amigas de infância e levaram isso adiante. Luana era mais introvertida. Costumava ficar em casa ouvindo música, estudando. Realmente, como Jaqueline dissera, o sonho da amiga era passar em uma faculdade federal. Jaque, por sua vez, era do mundo. Não gostava de ser rotulada, muito menos de se prender a qualquer coisa. Isso valia para gostos, trabalhos, amizades e até relacionamentos. Não à toa, já estava namorando outro garoto do colégio.

Seu nome era Vinicius. Um carinha gente boa, daqueles meninos educados, respeitadores, até meio bobo. Pelo menos era assim que Jaqueline se referia a ele antes de começarem a namorar. O garoto sempre fora apaixonado por Jaqueline e fez de tudo para conquistar o coração dela. Já havia escrito carta, dado bombom e mandado flores. Tudo sem muito sucesso. Mas ele não desistiu.

Luana chegava a ficar irritada com a amiga, principalmente nos choros pós-término de algum relacionamento sem futuro.

108 | O ÓBVIO QUE VOCÊ DEIXA PASSAR

— Amiga, por que eu deixei isso acontecer? — lamentava-se Jaqueline.

— Porque você é besta. Já sabia que ele não prestava, mas não adianta saber, tem que experimentar, né, Jaqueline?

— Nossa, amiga! Às vezes, você é bem insensível, né? Eu aqui sofrendo e você falando desse jeito comigo?

— Sofrendo porque quer. O Vinicius sempre fez de tudo pra ficar contigo e você nem aí pro garoto. Tadinho. Então fica aí, chorando por esses babacas que só querem passar o tempo contigo.

— Falou a experiente — desafiou Jaqueline.

— Posso não ter muita experiência, mas, se um dia encontrasse um cara que fizesse tudo por mim, com certeza eu casaria com ele.

— Meu Deus! Casar? Você tá doida, menina? Eu quero é viajar, conhecer lugares, gente. Eu gosto de gente!

— É, eu sei. — Luana deu uma risada.

— Você para, hein? Aquilo foi um deslize em uma festinha. Nem vamos tocar mais nesse assunto — disse Jaqueline, fazendo o sinal da cruz e afastando aquele pensamento. — Mas, como eu ia falando, acho que é isso, sabe, Lu? Aqui não tem espaço pra mim. Nossa cidade é muito pequena, todo mundo se conhece. Eu quero mais. Quero poder fazer mais. Queria ser igual aquela "tia" rica, amiga de nossas mães, lembra? Nunca a conheci, mas, uma vez, minha mãe falou que ela tá muito bem de vida.

— Você não é nem louca de falar dessa mulher lá em casa, hein? Minha mãe não quer nem ouvir o nome dela. Disse que ficou muito chateada de ela ter sumido. Sabe como é minha mãe, né? Fica brava com tudo. — Dessa vez foi Luana quem fez o sinal da cruz.

— É, eu sei. Minha mãe também. Até pedi o contato dela esses dias pra perguntar como é morar fora do país, mas minha mãe nem deu bola. Ainda mais que ela tava brigando com meu pai. Aqueles dois, pelo amor de Deus. É por isso que eu nem quero me casar — disse Jaqueline, encerrando o papo.

CAPÍTULO 7 | 109

A relação de Jaqueline com os pais era um tanto traumática. Eles, assim como sua amiga, insistiam que a garota tinha de tomar um rumo na vida. Seu pai a cobrava por notas melhores no colégio, enquanto a mãe, embora também muito rígida, por vezes acobertava alguns deslizes da filha caçula. No dia daquela festinha, por exemplo, Jaque chegou em casa bastante alterada. Sua mãe notou pelo barulho que fazia na cozinha, onde a menina estava comendo batata palha com iogurte. Ela nem se preocupava com o ruído que o saco fazia a cada mãozada que dava para buscar mais daquilo que parecia uma iguaria digna de restaurantes chiques de Paris, tamanha a voracidade com que ingeria aquelas lascas de batata já não muito crocantes acompanhadas do copo cheio daquela bebida láctea sabor morango. Quem visse a cena de longe teria duas reações: vontade de fazer o mesmo ou nojo. Certamente, por sua feição, a mãe sentiu a segunda opção. Até pensou em brigar com a menina, mas logo se lembrou das vezes que também chegara assim em casa quando era mais nova.

E assim era a vida de Jaqueline. Alternava momentos de responsabilidade e de insensatez. Se tivesse nascido anos antes, certamente poderiam dizer que Raul Seixas se inspirara nela para criar o clássico "Maluco beleza", uma das músicas favoritas de seu pai — o que era bem incoerente, em vista do comportamento que ele esperava da filha. Talvez, se tivesse realmente prestado atenção na letra, ele perceberia que tudo o que mais gostava na música estava ali, todos os dias, bem diante dos seus olhos, dentro de sua própria casa.

Apesar de pouco interessada na escola, havia especificamente um dia em que Jaqueline se animava, pois tinha aula com dois professores que realmente a entendiam. A primeira aula era de sua matéria favorita: história. Viajava pelos acontecimentos narrados pelo professor Luciano. Gostava da empolgação com que ele explicava os eventos passados. Nessa aula, seu caderno ficava particularmente mais cheio de anotações. Colocava no papel cada uma das palavras daquele homem não muito velho. Se pudesse, colocaria até mesmo as vírgulas, tamanho o envolvimento com a matéria. Havia quem dissesse que a aula não era tão empolgante assim, principalmente em uma quarta-feira chuvosa,

110 | O ÓBVIO QUE VOCÊ DEIXA PASSAR

daquelas bastante convidativas para ficar na cama. Mas Jaqueline não estava nem aí. Essa era a sua aula favorita e, pelo menos naqueles cinquenta minutos, viajava nas ideias.

E, falando em viagem, sua segunda matéria favorita era geografia. Primeiro pela paixão por conhecer vários lugares mundo afora. Segundo porque o professor também era uma figura e adorava brincar com os alunos, que retribuíam as suas brincadeiras. Seu nome era Luiz, mas nenhum aluno o chamava assim. Nos corredores do colégio, era comum ouvir os adolescentes chamando-o pelo apelido que lhe fora dado: Vesgo. Apelidaram-no assim não pela falta de alinhamento dos olhos, mas por se parecer, e muito, com o comediante de um programa de TV. Era um dos professores mais novos da escola, transferira-se para a cidade havia pouco tempo e, desde o primeiro dia, ganhara tal alcunha de um dos alunos do terceiro ano, a qual rapidamente se espalhou pela escola.

Em uma dessas aulas, à qual Jaqueline, mais uma vez, havia chegado atrasada após alguns amassos escondidos com um namoradinho, Luiz quase a impediu de entrar na sala, mas o permitiu com uma condição: a garota teria que acertar um desafio, o que ela adorava.

— Jaqueline, só deixo você ficar na sala se acertar a pergunta que vou te fazer — disse ele em tom desafiador.

— Pode mandar, Vesgo! Sou boa em desafios — respondeu Jaqueline, confiante.

— Qual é a capital da China?

— Aff, tá falando sério que, em pleno ano de vestibular, a pergunta difícil é essa, professor? — debochou a jovem. — É Pequim.

— É, até que você é inteligente. Pode ficar. Mas vai ter que se sentar aqui na frente. Nada de ir pro fundão bagunçar.

Essa missão era ainda mais tranquila para a menina, que já se sentava nas primeiras carteiras nas aulas dele e nas de Luciano. Mas, antes de colocar sua mochila na mesa, Jaqueline teve uma ideia. Era a vez dela de desafiar o professor.

— Aí, Vesgo. Já que você gosta de desafios, eu tenho um pra você.

Luiz, que estava limpando o quadro para começar a aula, virou-se de frente para os alunos, que, nesse momento, já gritavam em coro "Ooooorra, professor, vai deixar?". Sentindo-se confiante, ele aceitou o desafio.

— Vamos ver se você é bom mesmo. O que significa URSS?

— Sério? Depois você vem falar das minhas perguntas. É União das Repúblicas Socialistas Soviéticas. Inclusive, o fim da União Soviética foi também responsável pelo fim da Guerra Fria, na segunda metade do século XX.

— Uau, muito bom! — disse Jaqueline, puxando uma salva de palmas do restante da sala para o professor. — Tá, então, o que significa U, ERRE, ESSE, Ó? — disse a garota, soletrando pausadamente.

Essa, de fato, pegou o professor de surpresa. Ele nunca tinha ouvido falar naquela sigla. Será que era algum outro Estado naquela região? Talvez o "Ó" viesse de Ossétia do Sul, que também ficava por aqueles lados. Mas não tinha certeza. Antes mesmo de responder, Jaqueline interrompeu os pensamentos dele, respondendo de supetão:

— Não sabe, né, Vesguinho? É urso, professor, o animal — disse ela, rindo.

A piada foi ótima. Pegou todos de surpresa, arrancando risos da sala inteira, inclusive do professor, que levou tudo na brincadeira. O episódio aproximou-o ainda mais daquela turma, que, depois desse dia, o nomeou professor favorito do ano, fazendo várias e várias homenagens a ele na formatura – ocasião em que repetiu a piada que fizera tanto sucesso na classe, agora na frente de centenas de pais e outros professores, não tendo obtido o mesmo resultado cômico que tivera naquele fatídico dia.

Realmente, a proximidade de Jaqueline com Luciano e Luiz, o Vesgo, despertava nela ainda mais a vontade de fazer algo relacionado a essas duas matérias se tivesse de cursar alguma faculdade no ano seguinte. No entanto, ela não tinha certeza ainda. Por outro lado, via Luana ainda mais pressionada. O sonho da amiga era ser desembargadora federal, e isso criava uma grande ansiedade nela, principalmente com o vestibular ali, batendo à porta.

112 | O ÓBVIO QUE VOCÊ DEIXA PASSAR

O mais gozado era que Luana era ótima aluna. Sempre tirava notas altíssimas em todas as matérias. Não por acaso, era uma das maiores esperanças do colégio de ver um de seus estudantes entrar em uma faculdade de ponta, coisa que toda instituição valorizava bastante. Ela tinha o apoio de todos. Os professores a ajudavam, os diretores ofereciam todo o suporte dentro do colégio e seus pais davam a maior força – e, embora não tivessem as melhores condições, faziam de tudo para dar mais à filha, apoiando-a e inscrevendo-a em cursos extracurriculares sempre que o dinheiro permitia. Luana vinha de uma família humilde. Não faltava nada, mas tampouco sobrava. Este também era um dos motivos pelos quais a menina se cobrava ainda mais para ter uma carreira bem-sucedida: proporcionar uma nova realidade para os pais, que sempre fizeram tudo por ela.

No entanto, ela exigia muito de si. Certa vez, tirou 8,5 em uma prova de matemática. Foi o fim do mundo. Como podia ter tirado uma nota tão baixa? O que seria motivo de comemoração e alívio para a maioria dos alunos da turma, para Luana tinha sido uma catástrofe. Não sabia como tinha obtido aquela nota, principalmente porque se dedicava como poucos na sua idade. Mas, na verdade, ela sabia. Luana tinha dado ouvidos à amiga e ido ao cinema com ela dias antes daquela prova. Isso porque Vinicius, aquele namorado de Jaque, tinha um amigo que também estava sozinho e o chamou para sair. Era o encontro perfeito: dois para dois.

Luana já tinha odiado sair naquele dia. Primeiro porque não estava tão segura sobre seu corpo e as poucas roupas que tinha a deixavam ainda mais desconfortável. Segundo, o filme que escolheram era muito ruim e, para falar a verdade, era apenas um pretexto, pois o amigo de Vinicius não deixou a menina em paz até ela ceder ao beijo. E que beijo ruim! O garoto beijava muito mal. Se Jaqueline a zombava por causa da pouca experiência, precisava ver aquele beijo. Parecia que o menino tinha um rabo de cachorro em vez da língua, tamanha a velocidade que imprimia para colocá-la em sua boca. *Aff! Que desperdício de tempo*, pensou. Foi horrível.

CAPÍTULO 7 | 113

Agora, com a nota no boletim, tinha uma grande certeza: não deixaria nada mais tirar seu foco. Era hora de ouvir sua mãe, que sempre repetia que uma garota naquela idade tinha que estar focada em passar na faculdade, não em conquistar namorado, pois "Homem nenhum gosta de mulher burra", repetia. A mãe tinha razão. Jaqueline teria de esperar e, se quisesse, deveria achar outra amiga para curtir suas loucuras nos próximos meses. Ela não cederia. Passaria naquela faculdade, mesmo que isso custasse a sua vida.

E quase custou.

Sabendo da decisão da amiga, Jaqueline recuou. Percebeu que Luana estava irredutível e que pressioná-la ainda mais não seria boa ideia. Apesar de não ser seu maior sonho, sabia que apoiar a amiga a ajudaria naquele momento puxado. Isso, aliás, colocou-a também em choque sobre o que tanto desejava. Será que estava sendo imatura demais a ponto de não ligar tanto para algo que sua melhor amiga dava tanta importância? Por um momento, sentiu-se triste e velha. Como alguém, no auge dos seus dezessete anos, não sabia o que queria fazer da vida?

O afastamento de Luana deixou Jaqueline ainda mais em dúvida sobre seu próprio futuro. Sentia falta da amiga, de papear e da sua companhia. Elas estavam juntas havia muito tempo e ficar longe não fazia bem a ela. Nem mesmo a companhia de Vinicius era suficiente. A propósito, já estava até cansando dele. Decidiu que mudaria essa situação. Mesmo que forçadamente, usaria aqueles próximos três meses para definir aquele cenário. Ligou para Luana, perguntando se podia ir até a casa dela para estudar. Após muita relutância, conseguiu o sinal positivo da amiga, desde que estivessem focadas e não desviassem do estudo. Jaqueline topou. Isso a ajudaria a estar mais próxima de Luana e a reaver o tempo perdido para não ficar de recuperação no último trimestre.

Ela ajeitou suas coisas, desmarcou o compromisso com o namorado e se encaminhou para a casa de Luana. Era perto, dava para ir a pé, mas Jaqueline gostava de andar de bicicleta. Naquele dia, o entardecer estava espetacular. Jaque gostava de contemplar o sol se pondo. Gerava uma conexão bem grande com a natureza, e isso a ajudava nos dias de tristeza. Gostava de pedalar, pois sentia o

114 | O ÓBVIO QUE VOCÊ DEIXA PASSAR

vento batendo em seu rosto. Era o tempo que ela tinha para respirar mais fundo e desacelerar. Havia aprendido essa técnica ouvindo um *podcast* por seu aplicativo de meditação, em que a apresentadora guiava os ouvintes a respirar fundo pelo nariz e soltar o ar pela boca. Era libertador. Sentia o ar fresco adentrando seu pulmão, enchendo seu diafragma ao máximo e depois saindo lentamente pela boca. A sensação de alívio era incrível, e ela repetia isso toda vez que se sentia para baixo.

Após alguns minutos, chegou à casa da amiga, sendo recepcionada pela mãe dela, que informou que Luana estava no quarto estudando. Jaque subiu as escadas e virou no corredor em direção ao quarto da amiga. Antes, deu uma espiadinha no quarto do irmão mais velho de Luana. Achava-o um gato, mas nunca tentou nada por respeito à amiga, que sempre repetia que Jaque podia pegar todos os garotos da cidade, menos o maninho dela. Fora que ele já tinha namorada, e Jaqueline queria era fugir de confusão naquele momento.

Mais uns passos e entrou no quarto da amiga. Cumprimentou-a, colocando sua mochila na cadeira que ficava ao lado do computador. Sentiu Luana um pouco diferente, mas tudo bem, devia estar focada e não perguntaria nada; era esse o acordo.

Começaram os estudos. O tema era senos e cossenos. *Um verdadeiro porre*, pensava Jaque. Mas tinha de continuar e cumprir o que havia prometido para a amiga. A real é que elas estavam somente no mesmo cômodo. A interação era mínima. Luana estava focada, mas também bastante impaciente. A cada página virada, vinha junto uma bufada cada vez mais longa. Luana realmente não estava bem.

— Amiga, tá tudo bem?

— Tá, sim, Jaque. Eu só não tô conseguindo me concentrar. Mas já já passa.

— Quer conversar?

— Não quero. Só quero passar nessa merda de prova e não tirar outra nota baixa — retrucou Luana, aumentando o tom de voz.

CAPÍTULO 7 | 115

— Mas, amiga, você foi superbem. Ferrada tô eu, que não tô entendendo nada desses negócios aqui.

— Lógico, você não estuda e aí quer milagre? — falou Luana, ainda mais irritada.

— Nossa, o que eu fiz pra você me tratar assim?

— O quê? Por sua culpa eu fui mal na prova e agora tô ferrada pra passar nessa matéria. — Subiu ainda mais o tom. — Na verdade, a culpa é minha... Eu é que deveria ter imposto limites. Eu sou uma burra, mesmo. Como vou passar na faculdade se não consigo nem resolver um problema simples de matemática? Nunca que alguém como eu vai se tornar desembargadora — desabafou Luana, gritando e chorando.

Ela estava prestes a colapsar. Sabia disso, pois já tinha passado por isso antes. Principalmente nas últimas semanas, em que o nervosismo só aumentava e essa sensação a deixava com insônia, crises de choro, sem conseguir relaxar e descansar na madrugada. A sensação era horrível, mas ela não conseguia controlar. Seu coração começava a palpitar, batendo cada vez mais acelerado; sua garganta fechava, dificultando a respiração. Tentava puxar o ar, mas não conseguia. Isso foi deixando Luana ainda pior. A sensação de descontrole deixava suas mãos suadas. O tremor pelo corpo aumentava a cada tentativa frustrada de controlar a respiração.

Apavorada com a situação, Jaqueline tentava tranquilizar a amiga, mas sem resultado. Falava para ela ficar calma, mas, a cada palavra proferida, menos conseguia ajudá-la. Parecia, inclusive, que a amiga estava piorando. Luana odiava essa sensação e não sabia lidar com ela. Sentia formigamento nas mãos. Por um momento, sentiu o coração acelerar ainda mais. Ora sentia frio, ora calor. O descontrole era extremo. Tentava contar isso para Jaqueline, mas suas palavras eram confusas, assim como o sentimento que trazia dentro do peito. Tinha medo de perder o controle. Mais do que isso, tinha medo de morrer.

Nesse instante, Jaqueline teve um estalo. Lembrou-se de uma das meditações que abordava exatamente esses sintomas. Decerto Luana estava tendo um

116 | O ÓBVIO QUE VOCÊ DEIXA PASSAR

ataque de ansiedade. Ela precisava acolher a amiga e lhe mostrar que estava ali para apoiá-la. Deu um leve abraço em Luana e pediu que confiasse nela, tomando-lhe a mão. A ideia era levar a amiga para dar uma volta e ajudá-la a respirar melhor, assim como a própria Jaque fazia em outras ocasiões. Luana, mesmo chorando, topou. Aproveitaram que a mãe dela estava na sala vendo novela e saíram sem fazer barulho. Isso só foi possível porque Jaqueline acalmava a amiga, guiando seus passos e pensamentos.

Já na rua, de mãos dadas, Jaqueline buscou distrair a amiga. Conversaram sobre a paisagem, sobre os carros parados na rua e até sobre os cartazes colados nos postes. Conforme andavam, Lu ia se acalmando. O passeio não foi rápido, demorou cerca de vinte minutos, até que a garota se estabilizou e voltou à sanidade. Ainda assim, as duas foram conversando e Jaqueline sempre orientando a amiga para que respirasse fundo e soltasse o ar lentamente pela boca, assim como havia aprendido.

Em dado momento, pararam e sentaram-se na escada de uma das casas que estavam para alugar. Ali, mais calma, Luana confidenciou à amiga que essa não tinha sido a primeira crise, e que, das outras vezes, tinha tido vontade de fazer coisa pior. Era uma sensação que ela odiava sentir e que não vinha conseguindo controlar, principalmente porque estava muito tensa com as questões do colégio e com a pressão para passar na faculdade. Queria desistir de tudo aquilo. Não aguentava mais se sentir daquele jeito.

Jaqueline entendeu o recado e deixou a amiga falar. Desabafar seria bom para ela. Muitas pessoas não sabem como pedir ajuda, mas, às vezes, pedem socorro em uma simples conversa, sem necessariamente dizer isso com todas as palavras.

Agora mais centrada, Luana conseguia descrever com mais exatidão o que a preocupava. Tinha medo de falhar. Mais do que isso, tinha medo de decepcionar as pessoas que tinham apostado nela todos esses anos. Queria dar alegria a seus pais, aos professores, e até ao mala do diretor, que, apesar de querer claramente usá-la como garota-propaganda para mostrar quão bem-sucedido era o colégio, tinha a intenção de ajudá-la.

CAPÍTULO 7 | 117

Esse era o peso que ela carregava nos últimos dias. Sem contar que dali a algumas semanas ia ter aquele tour organizado pela escola para os alunos conhecerem lugares onde poderiam trabalhar no futuro. Ela e outros quatro estudantes iriam a um grande escritório de advocacia para falar com pessoas da área. Esse era outro medo dela. Por causa de sua condição financeira modesta, Luana começou também a se comparar com desembargadores, advogados e juízes. Pouquíssimos eram como ela. Isso a afastava ainda mais de seu sonho.

— Já parou pra pensar que você pode ser referência pra outras meninas como nós, Lu? Tanta gente se inspira em você. E não tô falando só do colégio, não. Sempre que falam de pessoas incríveis, falam de você. E quer saber? Eu fico muito orgulhosa disso, porque você é minha referência também.

— Para de ser boba, amiga — disse Luana, visivelmente emocionada.

— É sério. Eu mesma tô tomando jeito. Já até aprendi o poeminha que o professor ensinou sobre os cossenos, ó: "Minha terra tem palmeiras, onde canta o sabiá. Seno A cosseno B, seno B cosseno A" — recitou Jaque, orgulhosa.

— Nossa! Era isso que eu tava tentando lembrar. Não recordava por nada esse poema.

— Eu gravei porque meu pai é palmeirense. Lembrei dele e do gato do Gabriel Jesus quando o professor ensinou.

— Até nessa hora você se lembra de macho, Jaqueline?

— Faz parte. Mas, amiga, me promete uma coisa?

— Sim, amiga. O que você quiser.

— Se você sentir isso de novo, me avisa? A gente precisa ter nossa rede de apoio. Não tem problema pedir ajuda, sabe? Estarei sempre aqui por você, porque eu te amo.

— Obrigada, amiga. Você salvou a minha vida.

Elas se abraçaram emocionadas. Era bom ter essa dupla junta novamente. Voltaram para casa antes que seus pais ficassem preocupados com o sumiço das duas. Luana estava muito mais leve. Desabafar com a amiga fez toda a diferença. Mais do que isso, tê-la por perto era incrível. Jaqueline sempre a

118 | O ÓBVIO QUE VOCÊ DEIXA PASSAR

empoderou, defendeu e ajudou nos momentos mais difíceis da vida. Seria bom tê-la por perto para apoiá-la, antes que algo pior acontecesse. Luana aprendeu a grande lição de que é importante externar o que sente. A partir dali, pediria ajuda sempre que precisasse; afinal, ninguém é obrigado a carregar o mundo nas costas sozinha. Dá pra dividir.

Nos dias seguintes, as duas estavam juntas de novo no colégio. Luana ainda mais focada. Jaqueline, mais ou menos. Tinha melhorado bastante, inclusive tirando notas mais altas nas provas, o que praticamente garantiu que passasse de ano e se formasse. Mas ainda precisava decidir. E essa decisão também a deixava pressionada. Chegou a perceber alguns indícios de crise de ansiedade, mas aplicou exatamente o mesmo exercício que fizera antes com a amiga, o que a ajudou a se controlar. Havia meses tinha adotado um novo estilo de vida, praticando meditação e até arriscando algumas posições mais difíceis de ioga. Vivia assistindo a *lives* e lendo *stories* das blogueiras famosas que ensinavam esse conteúdo, tanto que chegou a criar algumas coisas para suas redes sociais, alcançando um número razoável de seguidores no início.

Finalmente, tinha se encontrado. Apesar da vergonha de se expor (sim, ela sentia esse medo, pelo menos nas redes sociais), Jaque se dava superbem com artes e comunicação. Passou a cogitar fazer algo relacionado a essas áreas. Talvez marketing, propaganda ou até fotografia, sendo essa última atividade a que mais fez os olhos dela brilharem. Decidiu que conversaria com o diretor sobre isso.

— Oi, Paulo. Tudo bem?

— Oi, Jaque. Que milagre, você aqui, sem ter sido enviada por algum professor. Estou até surpreso. Aconteceu algo?

— Na verdade, quero uma opinião sua. Acho que já me decidi sobre o que fazer na faculdade — disse ela, animada.

— Que ótima notícia! Você seguiu a minha dica? Engenharia ou medicina? — perguntou Paulo também animado, mas visivelmente sem conhecer de fato aquela garota que estava à sua frente.

— Ih! Chutou longe. Quero fazer fotografia.

— O quê? Eu ouvi bem? — disse o diretor, incrédulo.

— Isso! Eu já tenho cinco mil seguidores no meu Instagram, olha.

— Você só pode estar louca, menina! Quem ganha dinheiro com fotografia? Só se dava bem com isso quem fotografasse para a *Playboy*, mas essa revista nem existe mais — falou Paulo em tom machista. — Fora que esse papo de rede social é outra furada. Eu que não vou divulgar por aí que uma blogueirinha estudou no meu colégio. Quando quiser falar sério, me chama. Por mim, esse assunto está encerrado.

Aquela conversa caiu como um balde de água fria em Jaqueline. Finalmente tinha se encontrado, mas as duras palavras do diretor a fizeram duvidar novamente do que queria. Não sabia, e isso a angustiava. Tanto que não conseguiu conter as lágrimas, tamanha a decepção que agora sentia. Naquele dia, só haveria aula novamente na parte da tarde, mas tinha de ficar no colégio para terminar um trabalho que precisava entregar horas depois.

Caminhando rumo ao pátio, viu Luciano, seu professor de história. Ao avistá-lo, tentou esconder as lágrimas, mas seu rosto corado a denunciou. Vendo a aluna naquela situação, Luciano questionou:

— Oi, Jaque. O que houve?

— Nada, não, professor. Tá tudo bem.

— Foi o Vinicius? — perguntou Luciano.

— Ele que não seja doido de encostar um dedo em mim... Arrebento a cara dele — disse a garota em tom brincalhão, mas com uma ponta de verdade.

— Então o que foi? Nunca te vi chorando.

— Ah, professor, eu achei que tinha encontrado uma carreira. Acabei de sair da sala do Paulo e ele me jogou um balde de água fria. Falou que o que eu quero fazer não dá dinheiro e que sou louca.

— E o que você decidiu fazer?

— Fotografia. Mas desisti...

— Por quê? Não era o que você queria? — perguntou o curioso professor.

120 | O ÓBVIO QUE VOCÊ DEIXA PASSAR

— Eu tô fora. Não quero ninguém me chamando de louca, não. Não sei nem como vou convencer meus pais.

— Sim, você é louca, louquinha. Mas vou te contar um segredo: as melhores pessoas são assim! — falou Luciano de pronto, com um largo sorriso no rosto.

As palavras do professor ressoaram em Jaqueline e ela entendeu a referência. Era de *Alice no País das Maravilhas*. E era exatamente assim que ela se sentira esse tempo todo: como se as pessoas estivessem em um ritmo, indo para o mesmo lugar, e ela querendo ir para outro, como se ela fosse grande demais para aquele espaço limitado em que vivia. E nunca quis isso. Nunca quis ser igual aos outros. E não seria agora que mudaria.

Engoliu o choro. Estava decidida a enfrentar os pais e lhes contar a sua decisão. Não queria aprovação. Queria compreensão. Era isso que buscaria naquela conversa com os dois. Já tinha em mente tudo o que precisava dizer para convencê-los. Havia uma faculdade boa na capital. Se eles topassem, Jaque iria e voltaria todos os dias de ônibus, se fosse preciso. Era isso. Ela se organizaria e depois conseguiria um estágio para ajudar os pais. Sabia que o plano não era perfeito, mas, em sua cabeça, era convincente.

Passou as aulas daquela tarde totalmente avoada. Ficava ensaiando cada fala em sua cabeça. Tinha decorado tudo e sabia a resposta para qualquer objeção dos pais. Assim que tocou o sinal, saiu correndo ao encontro de sua bicicleta. Mal se despediu de Vinicius, que a esperava no portão da frente. Um selinho rápido e tchau. Queria chegar logo em casa e contar a novidade aos pais. No caminho, sentia um misto de garganta seca com excitação. Já conseguia se imaginar na faculdade, tirando fotos incríveis e calando a boca de quem dissera que ela não seria ninguém. *Principalmente Paulo, aquele trouxa*, pensou.

Logo que chegou, abriu o portão lateral para guardar a bicicleta. A ansiedade era tanta que quase tropeçou na mangueira laranja que seu pai havia deixado jogada ao lavar o carro. Quando ia entrando em casa, ouviu vozes diferentes. Aliás, uma das vozes ela nunca tinha ouvido. Pelo menos não recentemente. Sentiu um frio na espinha. O sentimento de excitação do caminho

CAPÍTULO 7 | 121

deu lugar ao frio na barriga. Na sala estavam as três mulheres: sua mãe, Júlia; Nádia, mãe da Luana; e outra moça que ela não reconhecia. Já a tinha visto em foto, mas não recordava qual. Tentou forçar a mente, mas não se lembrou.

— Oi, filha. Tudo bem?

— Oi, mãe. Tudo, e com vocês? — respondeu, desconcertada. — Estão animadas, hein? Dá pra ouvir o papo lá de fora.

— Ah, filha! Estamos bebendo um vinho. Esta é uma noite especial.

— Percebi — disse Jaqueline.

— Só não te convido pra beber uma taça com a gente porque você é menor de idade — brincou Nádia.

Mal sabia que, na verdade, Jaque a estava julgando por estar bebendo. Tia Nádia? Bebendo vinho? Aposto que nem a Luana sabia disso. Achou engraçado, mas retomou a atenção na conversa das animadas mulheres. Aliás, quem era aquela terceira que estava ali?

— Filha, vem cá, deixa eu te apresentar esta sua "tia".

A moça era linda. Tinha um ar de riqueza em cada detalhe das roupas que vestia. Até o jeito de se levantar era distinto do das outras duas. Jaque se aproximou dela, que logo lhe deu um abraço. Parecia um abraço diferente. Um abraço de saudade. Sentiu carinho naquele ato e decidiu retribuir. A paz que sentiu foi incomum. Havia confiança ali. Mas ela ainda não sabia o nome da mulher misteriosa. Teve vontade de perguntar, mas não queria ser mal-educada. Decidiu aguardar.

— Prazer em te conhecer. Eu e sua mãe falávamos muito de você, mesmo antes de você existir — disse a mulher com leve sotaque carioca.

— Ah, que legal... — respondeu Jaqueline, ainda querendo saber seu nome.

— A gente se conhece desde pequenas. Igual você e a Lu, Jaque — completou Nádia.

— É, mas ela decidiu ir embora muito cedo por conta da faculdade — falou sua mãe. — E, pelo visto, deu certo. Olha como ela tá chique. Vai morar em San Francisco, acredita, filha?

122 | O ÓBVIO QUE VOCÊ DEIXA PASSAR

— Ah, que legal... Mãe, falando nisso, precisamos conversar sobre esse assunto. Acho que decidi o que fazer na faculdade. Mas a gente se fala depois... Vou deixar vocês aproveitarem o momento.

— Magina, filha. Estamos entre amigas, pode falar — insistiu a mãe.

— É, conta pra gente — reforçou a mulher sem nome.

— Fo... to... grafia — disse Jaque, meio sem coragem.

O silêncio imperou na sala. Realmente, fotografia não era o curso dos sonhos da mãe da Jaque, e seu semblante pareceu demonstrar isso. Para Nádia, então, nem se fale. Luana, o exemplo do colégio e salvação da família, queria ser desembargadora. *Onde Jaqueline estava com a cabeça ao escolher isso?*, pensou.

A garota conseguia ver tudo em câmera lenta, inclusive cada detalhe do movimento da mãe procurando a taça de vinho para dar mais um gole. Arrependeu-se de ter dito. Queria sumir dali, subir para o quarto e gritar, tamanha a burrice que acabara de cometer. No entanto, antes mesmo de sua mãe falar algo, ouviu uma voz à sua esquerda:

— Que legal! Acho fotografia o máximo. Aliás, San Francisco é uma das cidades com mais galerias de arte do mundo. Lá eles valorizam muito essa profissão. As pessoas ganham bem fazendo isso.

A fala da mulher mudou todo o cenário. Sua mãe até abriu os olhos mais animada, enquanto Nádia pareceu se interessar bastante no assunto. Queria saber mais. Principalmente a parte do "ganham bem". Até mesmo Jaqueline ficou mais confiante. Horas antes ouvira que isso era loucura, que não ganharia dinheiro com fotos, e agora uma mulher muito bem-sucedida lhe dizia que a profissão que finalmente havia escolhido podia render uma boa grana. Ficou tão vidrada nisso que se esqueceu das três conversando. Só ficava imaginando como seria o seu futuro. Sabia que teria de se dedicar, mas melhor se dedicar fazendo o que se gosta do que viver infeliz para o resto da vida. Estava viajando tanto que nem ouviu sua mãe chamar:

— Filha? Filha? Você ouviu o que sua tia disse?

— Oi? Não... desculpem. O que foi?

Era exatamente assim que ela se sentira esse tempo todo: como se as pessoas estivessem em um ritmo, indo para o mesmo lugar, e ela querendo ir para outro.

@felipemoller

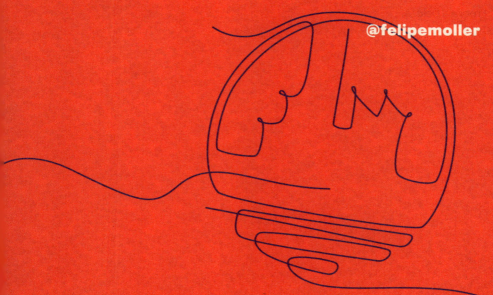

124 | O ÓBVIO QUE VOCÊ DEIXA PASSAR

— Ela acabou de falar que pode tentar uma bolsa pra você em uma universidade lá, e, se conseguir, você pode passar um tempo com ela — respondeu a mãe. — Eu não vejo problemas, mas tem que convencer o seu pai.

— Ah, com ele é bem fácil. Libera o futebol toda quarta-feira que ele fica mais tranquilo — brincou Nádia.

— Espera! Eu morar com você, tia? Mas como?

— A empresa em que trabalho tem convênio com algumas universidades. Posso ver se há uma em San Francisco com esse curso. Se houver, sem problemas, pois eu vou precisar morar um tempo nos Estados Unidos por causa do meu novo cargo. Meu apartamento lá é muito grande. Meditar sozinha, às vezes, é um saco. Você medita?

— Sim, aprendi esses tempos. Ainda sou iniciante, mas dá pro gasto. Eu topo, tia! — respondeu Jaqueline bem mais animada, ainda tentando descobrir o nome daquela mulher.

— Camila. Sou sua tia Camila.

Jaqueline estava prestes a viver algo que jamais imaginara. Realizaria o sonho de morar fora do país e, de quebra, faria aquilo que tanto queria. Estava há dois "sim" disso: um de seu pai, outro da universidade. Maluquice? Talvez, mas somente se alcança o impossível acreditando que ele seja possível. E é aí que mora a beleza.

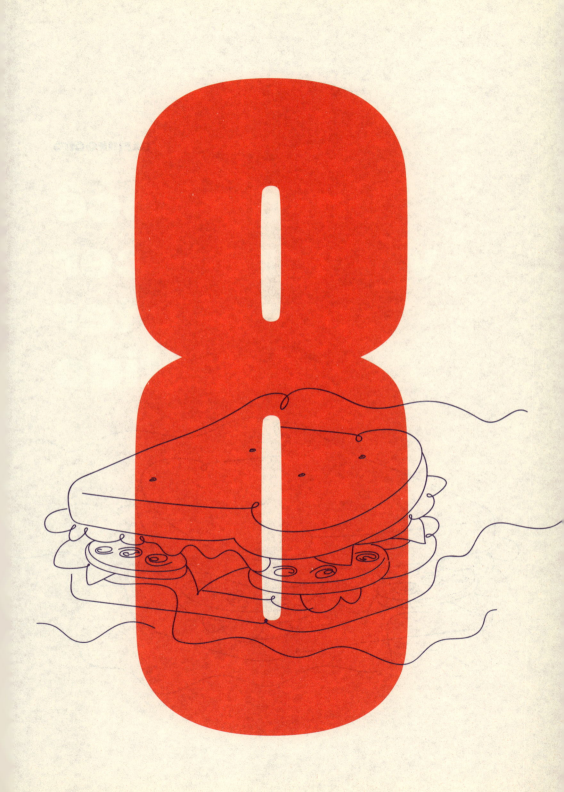

CAPÍTULO OITO

Um dia você vai agradecer por não ter desistido

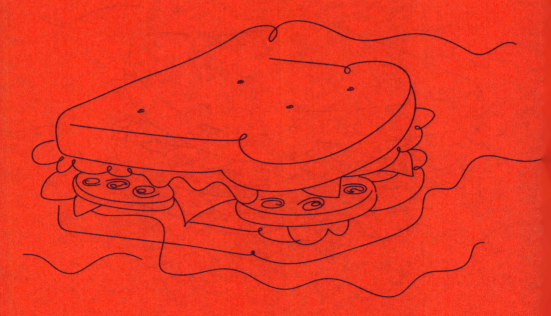

— **Pois não, senhora? Posso ajudá-la em algo mais?**

Depois daquele dia, Thiago seguiu a vida normalmente. Trabalho de manhã, faculdade no período da noite. Demorou um tempo para digerir aquela falha, mas havia aprendido a lição com o fracasso. De nada adiantaria errar e não tirar nenhum proveito do erro. Aí, sim, o erro seria mais grave. Mas falhou, tá falhado, e não se falha mais nisso, né? Segue o jogo.

E seguiu. Apesar de não tirar da cabeça o desejo de finalmente trabalhar em uma agência de publicidade – seu maior sonho –, Thiago continuava a cumprir sua função de supervisor em uma empresa de telemarketing. Tinha sido recém--promovido ao cargo, de forma extremamente merecida. Sua performance era alta. Enquanto a meta de ligações atendidas e resolvidas era de sessenta e quatro por cento Thiago entregava incríveis noventa e três porcento de resultado. Aprendera com seu primeiro chefe que quem era bom em dar desculpas não seria bom em mais nada. Fez disso seu lema. Estava ali para entregar soluções. Se era isso que os clientes queriam, então era isso que Thiago daria a eles. Entregando o que buscavam, ele teria seu resultado. Simples assim.

Foi essa simplicidade de pensamento que chamou a atenção de seus superiores. *Quem dera todos fossem como Thiago*, pensava um deles. *Que bom que nem todos eram*, responderia Thiago; afinal, ele se destacaria ainda mais rápido no meio daqueles que nada queriam. No entanto, esse era um problema que o rapaz enfrentava sendo supervisor. O descaso de alguns o irritava. Começou a perceber que estava errado naquela resposta. O trabalho certamente seria muito mais fácil de fazer se todos fossem dedicados como ele. Lembrou-se novamente de sua mãe, que sempre dizia que ele entenderia todas as reclamações dela quando fosse pai. E não é que Maria estava certa? Não eram filhos, mas, por vezes, seus subordinados pareciam estar em uma creche para adultos.

128 | O ÓBVIO QUE VOCÊ DEIXA PASSAR

— O que houve aqui, Dênis?

— Ah, essa velhota não deixava eu falar. Começou a ligação já pedindo pra eu te chamar — respondeu o atendente.

— E você simplesmente me chamou? Esqueceu-se do protocolo que diz que somente se chama um supervisor em último caso? — corrigiu Thiago.

— Depois ouça a ligação. Você vai ver que ela não queria falar comigo. Eu tentei até dar um desconto no produto dela, mas ela realmente não estava a fim.

— Desconto, Dênis? Ela estava com um problema, queria um reparo. Era muito mais fácil você enviar um técnico na casa dela. Foi o que eu fiz.

— Ah, Thiago. Você tem paciência, tem todo esse espírito positivo e motivador. Eu não tenho saco pra isso, não. Na próxima, vou deixar a cliente no mudo e dar uma volta pra fumar um cigarro.

— Faça isso e aproveite pra ficar uns dias cumprindo suspensão em casa. — finalizou Thiago, saindo sem dar bola para o que o funcionário continuava falando.

Realmente, aquele trabalho era um teste de paciência. Apesar disso, ele gostava. Embora não remunerasse tão bem, era suficiente para pagar suas contas pessoais e ainda ajudar os pais em casa. Tinha bolsa na faculdade, o que dava um fôlego a mais em seu orçamento mensal. Apesar de vir de uma família humilde, seu maior problema era o estilo de vida que levava.

Thiago era apaixonado por tênis e não podia ver uma novidade que já se perdia todo com suas finanças, o que o fez parcelar algumas vezes a fatura do cartão de crédito. Não podia ver um calçado com a inscrição *Limited Edition* que já se coçava todo. Mesmo seus melhores amigos da faculdade compartilhavam esse gosto peculiar pela cultura *sneaker*. A diferença era que eles já estavam trabalhando em grandes agências e seus salários ajudavam a manter o "vício". Enquanto isso, Thiago tinha desencanado um pouco desse objetivo. Sua última experiência o deixara bastante frustrado. Apesar de reconhecer que a culpa tinha sido sua por se atrasar para a entrevista, ainda estava chateado com a secretária por não o ter deixado entrar.

CAPÍTULO 8 | 129

Naquele dia da entrevista, o mais difícil nem foi explicar o motivo do atraso no trabalho. Difícil mesmo foi contar à mãe que nem sequer tivera a chance de mostrar todo o seu potencial aos entrevistadores.

— Boa noite, meu filho. Como foi lá? Não deu notícias até agora — disse a mãe, visivelmente ansiosa.

— Ah, foi legal — respondeu Thiago, embaraçado.

— Legal? Como assim?

— Ah, a avenida Paulista é linda, mãe. Um dia temos que ir lá. Disseram que aos domingos eles fecham tudo para as pessoas poderem passear — desconversou.

— Parece legal mesmo. Mas e a entrevista, meu filho? Foi bem? Gostaram dos seus trabalhos? — insistiu Maria.

— Ah! A entrevista? Então mãe... Eu não cheguei a fazer. Cheguei lá atrasado e a secretária não estava num dia bom, não me deixou entrar — disse Thiago, isentando-se da culpa. — Mas tudo bem, mãe. Não era pra ser.

— Ai, Thi, me perdoe. A culpa é minha. Eu deveria ter levantado mais cedo pra te acordar. — Maria começou a falar e, ao mesmo tempo, chorar. — Eu e seu pai ficamos até tarde conversando sobre essa sua chance. Me perdoe, filho. Me perdoe.

Aquela cena despertou Thiago. Uma das coisas que ele mais odiava no mundo era ver sua mãe chorando, ainda mais por sua causa.

— Calma, mãe. Não foi culpa sua. Eu é que devia ter acordado mais cedo; afinal, quem tinha a entrevista era eu, não a senhora.

— Eu sei, filho, mas eu sempre te acordo e...

— Mãe de novo, a culpa não foi sua — disse Thiago, interrompendo a mãe com um abraço apertado e carinhoso. — A entrevista era minha. Fiquei até tarde jogando videogame, então o erro foi todo meu. Fora que eu ainda parei pra tomar café e me enrolei todo. Então fica tranquila, minha mãe. Vou continuar focado lá no trabalho e deixando as coisas acontecerem. Tudo no tempo certo.

130 | O ÓBVIO QUE VOCÊ DEIXA PASSAR

A relação de Thiago com a mãe era muito próxima. Ela era sua melhor amiga, confidente e parceira de todas as horas. Sempre que tinha uma ideia maluca, era para ela que ele contava primeiro, principalmente porque sabia que dali viria um apoio incondicional, por pior que fosse a sugestão. O jovem era filho único; logo, Maria dava toda atenção para o garoto, o que o mimou bastante. Isso, diga-se, era a maior preocupação de todos ao redor, que enchiam Maria de conselhos sobre esse agrado exagerado.

Mas, ainda que um tanto mimado, Thiago desde sempre ajudou nas despesas de casa. Aos quatorze anos de idade, teve sua primeira experiência com o mundo empreendedor. No colégio, percebeu que a maior reclamação dos colegas de classe era de que o intervalo acabava muito rápido, e não dava tempo de jogar bola e comer, pois as filas da cantina eram gigantescas. Por outro lado, sua mãe era uma cozinheira de mão cheia. Bingo! Começaria a vender lanches na escola. Mas como descobrir se os amigos comprariam? Teve uma ideia. Certo dia, pediu à mãe que preparasse três lanches bem recheados. O primeiro, ele abriu no fim da primeira aula, um pouco antes do intervalo. Como costumava sentar-se bem no fundo da sala, não foi visto pela professora, mesmo que o barulho do papel-alumínio chamasse a atenção de alguns amigos próximos.

O outro lanche, Thiago abriu estrategicamente na segunda aula. Sabia que, àquela hora, os amigos já estavam morrendo de fome, pois não tinham comido nada no recreio e o horário do almoço já se aproximava. Mal abriu a embalagem, seu melhor amigo virou a cabeça em sua direção, fazendo sinal de que queria um pedaço, o que foi prontamente negado. Dada a sua esperteza, Thiago sabia que era questão de tempo para o amigo insistir, e aí daria o xeque-mate. Dito e feito. Logo após a primeira mordida, o amigo se virou novamente. Thiago, então, sacou o terceiro lanche da mochila e entregou a Fausto, que arregalou os olhos e abriu um sorriso agradecido. Generosidade? Um pouco, talvez. Mas ele preferia chamar de estratégia de investimento, já que Fausto era um dos garotos mais populares da escola e, consequentemente, um dos mais faladores. Sabia que, se o amigo gostasse, teria ali uma propaganda gratuita, o que, além de ajudar a crescer as vendas no futuro, serviria de ter-mômetro para saber se vender lanches na escola seria uma boa.

— Caraca, mano! Que lanche gostoso da porra.

— Você me deve quatro reais — afirmou Thiago, já testando também o preço.

— Mano, sério. Você deveria vender isto aqui. Todo mundo ia comprar. Traz um pra mim amanhã que te pago. Aliás, um não... me vê logo dois. Amanhã também tem aula à tarde, vai me salvar.

Thiago ganhou seu primeiro cliente sem precisar dizer uma palavra sequer, apenas oferecendo seu produto. Não havia estudado nenhuma técnica de marketing; tudo tinha saído de sua mente esperta. Ele era daqueles garotos que falava pouco, mas observava tudo o que acontecia ao redor. Por andar sempre com Fausto, também se tornou bastante popular no colégio, o que fatalmente traria bons clientes.

No dia seguinte, levou os lanches encomendados pelo amigo e mais um pote com outros cinco. A meta? Vender todos. Havia ficado até tarde com a mãe montando, cuidadosamente, cada sanduíche. Já na escola, era hora de entregar a encomenda para Fausto. Mas Thiago o faria em um momento certo. De longe, observou o amigo em uma roda com vários outros colegas de sala. Era agora! O garoto então se aproximou, cumprimentou todos que ali estavam e, de modo estratégico, retirou dois lanches do pote, entregando-os a Fausto. Nesse instante, o amigo o abraçou, agradecendo, e, automaticamente, fez propaganda dos lanches:

— Mano, valeu! Sonhei com esse lanche a noite toda. Vocês têm que experimentar, galera. Esse é o melhor sanduíche que já comi — disse Fausto, retirando o dinheiro e entregando para o amigo.

— Ô loco, Thiago. Virou vendedorzinho de lanche agora? — caçoou um dos garotos.

— Pois é, tenho que dar uma força pra minha mãe. Quer um também? — perguntou Thiago, sem dar trela para a piada, o que deixou o colega sem graça.

— Depois dessa propaganda do Fausto, vou querer um também — disse Letícia, que estava na rodinha de amigos. — Tem do quê?

132 | O ÓBVIO QUE VOCÊ DEIXA PASSAR

— Por enquanto, presunto e queijo. Vai querer quantos? Tenho só mais cinco na mochila... Vendi alguns no caminho até aqui — mentiu Thiago, estrategicamente.

— Eu vou querer um, Thi — respondeu Letícia.

— Eu também quero um — falou o colega que antes tinha caçoado de Thiago, que não conseguiu conter um leve sorriso.

— Se eu fosse você, pegava logo dois, Douglas. Daí não precisa pegar fila na hora do futebol, cara! — recomendou Fausto.

— Pô, verdade. Me vê dois então, Thiago.

— Tem mais aí, Thiaguera? — perguntou outro amigo que acabava de se juntar à roda.

— Tenho só mais dois aqui, Gui.

— Então são meus. Posso te pagar depois? Se for bom, já vou encomendar mais pra amanhã.

— Pode, sim. Vou anotar aqui e já deixar reservado mais dois pra amanhã. Você não vai resistir, irmão — finalizou Thiago, confiante com todas as vendas bem-sucedidas.

E como diz aquela célebre frase, "Tudo que é bom a gente recomenda", Thiago recebeu vários bilhetinhos de amigos encomendando lanches naquele dia. A propaganda positiva dos colegas que haviam provado os sanduíches ajudou bastante, e as vendas seguiram bem nos dias seguintes. Inicialmente, os pedidos vinham de alunos da sua própria sala, mas logo ele começou a receber encomendas de outras turmas. Alguns nem sequer esperavam o intervalo entre as aulas e já as faziam com sinais para Thiago pelo vidro da porta. Até um dos professores chegou a fazer uma compra. Em um dos dias mais requisitados, havia trinta e dois pedidos no total, para a alegria dele e de sua mãe.

Aliás, eles haviam definido muito bem o fluxo de trabalho: Thiago passava a maionese verde especial de ervas em um dos lados do pão e, em seguida, a mãe adicionava duas fatias de muçarela, mais duas de presunto e duas fatias bem carnudas de tomate. Por fim, Thiago jogava um pouquinho de orégano para dar

CAPÍTULO 8 | 133

um gostinho especial e fechava o lanche com a outra fatia de pão. Era um lanche simples, o que ajudava a atender a alta demanda dos últimos dias. Mas, em uma dessas montagens, Thiago esqueceu o potinho de orégano semiaberto e acabou enchendo o lanche de tempero.

— Cuidado, meu filho!

— Ixe, mãe, desculpe. Mas ó, esse não vai passar no controle de qualidade, então pode deixar que eu como — brincou Thiago.

Os dois se divertiam bastante com essa nova atividade. Os olhos de Thiago brilhavam com a possibilidade de ajudar em casa, pois ele via a dificuldade dos pais para manter as contas em dia. Seu pai trabalhava o dia inteiro como motorista particular em uma grande empresa. A mãe tinha se aposentado havia pouco tempo por conta de um problema médico. Os salários, no entanto, eram insuficientes para sustentar a casa, então aquelas vendas poderiam ajudar, nem que fossem para Maria comprar algumas coisinhas para o garoto.

A demanda por lanches era cada vez maior, tanto que Thiago passou a levar duas mochilas para a escola: uma com os lanches, outra com os livros para estudar, a qual o garoto pouco abria, pois não era lá muito focado nos estudos. Apesar disso, sempre tirava boas notas. Não era muito de anotar as lições, mas tinha uma memória fotográfica. O que ele anotava mesmo eram os pedidos que não paravam de crescer. A fama dos sanduíches de sua mãe e da maionese deliciosa já chegava, inclusive, aos meninos do terceiro ano, que estavam em época de vestibular. Eles tinham uma rotina muito mais sufocante; poucos conseguiam voltar para casa a fim de comer e retornar ao colégio para as aulas que iam até as sete da noite. Para eles, Thiago chegou a fazer uma tabela especial, até para fidelizar os clientes que compravam em maior quantidade.

Nessa época, Fausto já era uma espécie de "sócio" de Thiago. Ganhava uma comissão em cada venda. E foi dele a ideia de fazer um lanche mais *fitness*. Na verdade, a sacada não veio propriamente dele, mas das namoradinhas que tinha nas séries mais adiantadas. Percebendo que as meninas do segundo e do terceiro anos já estavam mais preocupadas com o corpo e a saúde, os garotos

134 | O ÓBVIO QUE VOCÊ DEIXA PASSAR

desenvolveram outros dois sabores: um de frango desfiado com requeijão *light* e outro de cenoura, beterraba, tomate, alface e rúcula. Deste Thiago passava longe, já que não era lá muito fã de legumes e verduras.

Enquanto Fausto arrasava corações em todas as séries, Thiago não era tão desenvolto nesses assuntos. Apesar da boa lábia e de ser bastante carismático, o garoto não conseguia ir muito além do bate-papo e quase sempre acabava no que chamavam de *friendzone*. Em outras palavras, virava amigo das meninas pelas quais se apaixonava. Isso acontecia porque passava muito tempo conversando, sem que avançasse para algo mais com as garotas.

— Aff, Thiago! Você é muito mole, mano.

— Tá doido? Por quê?

— Cara, ela está tão na sua — disse Fausto. — Só você não percebe isso.

— Para, cara. Somos só amigos.

— Mas você não gosta dela?

— Gosto, mas é que, sei lá...

— Viu? Você é mole demais, Thiago.

Esse era um diálogo que acontecia mais vezes do que Thiago gostaria. Definitivamente, relacionamentos amorosos não eram o seu forte. Isso, aliás, era uma das coisas sobre as quais o garoto mais se questionava, sobretudo porque via os amigos mais próximos namorando ou ficando com outras garotas e ele não. Quer dizer, até ficava, mas as garotas praticamente tinham que dizer com todas as letras que queriam algo mais; caso contrário, Thiago jamais dava o passo adiante. Foi assim durante toda a adolescência. Ele até teve algumas namoradas, mas nada muito sério.

Esse trauma fez de Thiago um cara meio frio e que evitava demonstrar sentimentos amorosos. Não queria mais se machucar ou se surpreender negativamente, como ocorrera nos relacionamentos anteriores. Por isso, sempre que se envolvia em uma situação dessas, preferia agir e pensar de acordo com seu cérebro. Para ele, o coração era burro e fazia más escolhas. Mas esse coração

CAPÍTULO 8 | 135

gelado como sorvete tinha se aquecido recentemente. Desde o dia da entrevista na agência, não conseguia tirar da cabeça aquela jovem com quem trombara no metrô. Eram raros os momentos em que não se lembrava do rosto aveludado da garota que vestia vermelho. Mas sempre que tal imagem aparecia, Thiago tratava de esquecê-la. Talvez, como disse Caio Fernando Abreu, o rapaz tivesse o coração partido de tanto amar errado.

E por falar em entrevista...

— Alô, poderia falar com Thiago?

— Oi. Quem é?

— Aqui é a Norma, sou da TrêsENIDê. Estou com seu portfólio e há uma nova vaga em nossa equipe. Você ainda tem interesse?

Essa ligação fez com que Thiago saísse do transe em que se encontrava e voltasse à realidade. Sua vontade era responder que sim de imediato. Mas a frustração por nem ter tido a oportunidade de mostrar seu trabalho ainda doía. Thiago não era rancoroso, mas tinha uma memória de elefante. Pelo menos era o que repetia para parecer mais descolado, arrancando risos de todos sempre que repetia tal discurso. Para seus amigos, essa frase de efeito apenas mostrava que ali o rancor estava impregnado. Ainda assim, tinha de ter inteligência emocional nesse momento e tomar uma decisão rápida:

— Oi, Norma! Claro, tenho, sim. Pode me confirmar endereço e horário?

Thiago sabia onde era a agência e não se atrasaria dessa vez. A dúvida estava em descobrir se realmente queria essa vaga. Acabara de ser promovido na atual empresa e, embora não morresse de amores por ela, ali ele tinha estabilidade garantida. Dinheiro não sobrava, mas também não faltava. Estava literalmente acomodado naquela situação. Sem falar na desilusão passada. Mas já sabemos: Thiago não é nada rancoroso. Nada.

Naquele dia, passou o resto do expediente pensando no que fazer. Por vezes foi visto um tanto avoado enquanto caminhava pelos largos corredores da central de atendimento. A verdade é que ele não via a hora de chegar à faculdade e

136 | O ÓBVIO QUE VOCÊ DEIXA PASSAR

conversar com seus três amigos e confidentes. Mal desceu do fretado e Flávio, um deles, logo quis saber mais detalhes do que Thiago faria:

— E ai, cara! Que agência é?

— É a TrêsENIDê, aquela que me chamou pra fazer entrevista da outra vez.

— Ô loco! Normalmente essas agências grandes não dão uma segunda chance. Tá com moral, hein?

— Eu sou foda, né, *papi*? — brincou Thiago.

— O que o Thiago tá mentindo ai agora? — perguntou Diogo, cumprimentando os dois amigos. — Boa noite, senhores.

— E eu sou lá homem de mentir? Tava contando pro Flávio que a TrêsENIDê me chamou de novo pra fazer entrevista. Só que não sei se vou.

— Para, cara. Não vai por quê? Vai dizer que ficou com rancorzinho deles? — disse Diogo, debochando do amigo.

— Sai pra lá, ô! E já falei... Não sou rancoroso, só lembro bem as coisas.

— Lá vem você com esse papinho furado de novo. — Riu Flávio.

— Não é papinho, não, mano — disse Thiago, também rindo.

— Tá, mas e ai? Por que tá em dúvida, Thiago? Você tava bem animado da outra vez.

— Pois é, cara. Eu tava animado. Mas recentemente fui promovido no trabalho. Lá não é bom, mas também não é ruim. Fora que o salário da agência é menor, então vai dar uma complicada.

— Mas, cara, da outra vez, mesmo com salário ruim, você ia topar. Pode parecer um passo pra trás agora, mas você sempre quis trabalhar na área em que tá estudando — argumentou Diogo.

— Fora que isso conta para as atividades complementares, né? — lembrou Flávio. — Por que você não pergunta pro Guilherme? Ele sempre trabalhou nessas agências grandes.

— E por isso sempre chega atrasado. Olha ele ali — falou Thiago, apontando para o amigo que chegava. — E ai, Gui? Beleza? Cara, como é trampar em agência grande?

— Meu, eu não recomendo a ninguém. Aquilo é um inferno. Acredita que minha chefe escreveu hoje um artigo falando que nós temos que motivá-la? Tá de sacanagem — disse Guilherme, claramente irritado.

— Pelo visto, quem está precisando de motivação é você, hein? — completou Diogo, arrancando risos dos quatro.

Naquele dia, os quatro amigos falaram bastante sobre o assunto. Levantaram os prós e os contras da situação. Flávio era um ano mais velho que todos os outros. Ficara um ano fora, viajando e conhecendo outras culturas para, enfim, fazer faculdade. Diogo já trabalhava em um escritório na área de marketing. Seu maior desafio era o dono da empresa, que nada entendia e queria fazer tudo, enquanto a filha, chefe do setor, vivia pra lá e pra cá tentando driblar as vontades do pai. Diogo fazia esse meio de campo entre eles. Guilherme, apesar do estresse com a chefe, amava a publicidade, embora jurasse de pés juntos que só trabalhava com isso para pagar as contas. Seu amor pela profissão ficava claro toda vez que alguma campanha feita por ele era veiculada. Mostrava com orgulho cada detalhe dos projetos.

Já Thiago nunca tivera a oportunidade de trabalhar em agência, ainda que esse fosse seu grande sonho. Uma de suas maiores qualidades era o desenho, habilidade essa que o ajudou na segunda grande experiência empreendedora que teve: sua marca de roupas. No último ano de colégio, cansado de gastar dinheiro com artigos luxuosos, decidiu produzir ele mesmo suas peças. Amante do *streetwear*, o garoto desenhava todas as estampas de suas camisetas, fortemente inspiradas na cultura pop. De início, os produtos eram para uso próprio. No entanto, começou a criar peças para um amigo, depois para o amigo do amigo, e, quando se deu conta, já tinha toda uma estrutura que atendia várias pessoas por todo o país. Certamente, a experiência com a venda de lanches na adolescência contribuiu para o sucesso dessa empreitada.

Mas era hora de arriscar. Os conselhos dos amigos faziam sentido e Thiago realmente queria trabalhar na área. Estava no último ano de faculdade e era importantíssimo agarrar aquela oportunidade. Apesar de nunca ter tido

138 | O ÓBVIO QUE VOCÊ DEIXA PASSAR

experiência em agências, sempre atendia um ou outro cliente, o que dera uma bela recheada em seu portfólio pessoal. Sim, o garoto não desperdiçaria essa nova chance.

Thiago chegou da faculdade, tomou banho e foi direto para o quarto. Olhou para o videogame e bateu aquela vontade de jogar. Que mal teria meia horinha de futebol, né? No entanto, lembrou que na noite anterior à última entrevista passara a madrugada jogando, o que o levou a se atrasar. Definitivamente, não cometeria o mesmo erro.

Acordou completamente diferente. O bom humor o dominava. Naquele dia, os pássaros cantavam e o sol já despontava mesmo às seis da manhã. Ele deu um beijo na testa da mãe e saiu mais cedo. Teve tempo até de pegar um pão com presunto e queijo que Maria preparara com tanto carinho. Lembrou-se, então, dos lanches que ela fazia com tanto amor na época do colégio. Não precisou correr nem encontrou o motorista mal-humorado daquele dia. Na troca de ônibus, avistou a senhora dos bolos. Como já tinha comido, apenas acenou para ela, recebendo um sorriso de volta. A única coisa que não mudou foi a cara de poucos amigos das pessoas no metrô, mas, até aí, ele não ligava. Nos fones de ouvido, escutava sua *playlist* de hip-hop, seu estilo musical predileto.

Ao subir as escadas, sua música favorita começou a tocar: "Empire State of Mind". Esse som mexia com os sentimentos dele; toda vez que o ouvia, enchia-lhe o peito de coragem. A cada passo que dava, mais empoderado ficava. Degrau por degrau, a certeza de que aquela vaga era sua ficava mais clara. Sentia-se como Rocky Balboa naquela cena icônica do filme. No último degrau, ouviu a voz de Alicia Keys dizendo algo que o arrepiou até o último fio de cabelo.

In New York
Concrete jungle where dreams are made of
There's nothing you can't do
Now you're in New York

Havia um ar diferente ali que Thiago não sabia explicar. Só sabia que queria estar ali.

@felipemoller

140 | O ÓBVIO QUE VOCÊ DEIXA PASSAR

These streets will make you feel brand new
Big lights will inspire you
Let's hear it for New York, New York, New York[1]

Não estava em Nova York, mas o cenário era parecido. Pelo menos para quem nunca tinha saído de São Paulo, aquela paisagem remetia, e muito, ao que Thiago via nos filmes. Ele parou por alguns minutos para admirar a beleza do lugar: pessoas elegantes, sorridentes e felizes. Havia um ar diferente ali que Thiago não sabia explicar. Só sabia que queria estar ali. Como dizia a música, naquele lugar não havia nada que ele não pudesse fazer. Aquelas ruas fariam Thiago se sentir novinho em folha. Mas, para isso, precisava passar no teste.

Logo que entrou na agência, seus olhos brilharam. O ambiente era suntuo-so. Ele contemplou um espaço gigantesco sem divisórias, onde toda a equipe trabalhava. Nas laterais, havia uma espécie de nicho reservado, com mesas e banquinhos, onde possivelmente aconteciam algumas reuniões. Mais ao fundo, um espaço que eles chamavam de "zona de descompressão", com videogames, sofás e geladeiras. Isso sem contar a mesa de sinuca de tecido vermelho e pés pretos. Ele estava literalmente babando com tudo aquilo.

— Gostou, Thiago? — perguntou Norma, interrompendo o deslumbre do garoto.

— Sim, gostei. Tudo muito bonito — falou o jovem, desconcertado.

— Nossa arquiteta fez um ótimo trabalho neste novo escritório. Aqui está o seu café. Quer açúcar?

— Não, muito obrigado. Gosto de café bem forte.

— Então tá bem. Você pode esperar naquela sala ali. A Sandra já vem para conversar contigo.

Sandra era a diretora de criação da agência. Era uma das profissionais mais

---

1 "Em Nova York/ Selva de pedra onde os sonhos são construídos/ Não há nada que você não possa fazer/ Agora você está em Nova York/ Essas ruas o farão se sentir novo em folha/ As luzes vão te inspirar/ Ouça isso por Nova York, Nova York, Nova York"

conhecidas nessa área, ganhadora de muitos prêmios. Thiago não ligava para isso. Aliás, nessa parte, concordava com o amigo Guilherme: era muito glamour por nada. Apesar disso, adorava a ideia de trabalhar com uma pessoa com tantos *cases* de sucesso. Queria impressionar a futura nova chefe.

Alguns minutos depois ela chegou, vestida com jeans e camiseta branca, dessas bem soltinhas. No rosto, pouca maquiagem e uns óculos muito estilosos, desses redondinhos. Para surpresa de Thiago, Sandra foi muito solícita e amigável. Bem diferente da fama de megera que ouvira a seu respeito. O papo foi bastante produtivo; ele conseguiu mostrar todo o seu potencial e arrancar boas risadas de Sandra. O que mais chamou a atenção da gestora foi o fato de Thiago já ter trabalhado com moda, pois esse era um dos segmentos em que a agência também atuava. No entanto, um comentário deixou Thiago ressabiado. Sandra deu a entender que precisavam de alguém mais focado em negócios e atento aos detalhes, pois o novo cliente da casa era mais voltado para a área comercial. Essa informação fez o rapaz perder toda a confiança que juntara até ali, já prevendo o pior. Logo depois, a moça se levantou e ele a seguiu prontamente.

— Muito obrigada, Thiago. Vou entrevistar outras pessoas ainda hoje. Se der tudo certo, peço para a Norma entrar em contato contigo.

— Obrigado, Sandra. Aliás, posso te fazer uma última pergunta?

— Claro. Você quer saber de salário? Desculpe, eu nem te falei disso...

— Não, não é isso — Thiago a interrompeu, educadamente. — Não pude deixar de notar, mas esse seu tênis é o que a Nike fez em colaboração com a Kidrobot, né?

— É, sim. Como você sabe? — perguntou Sandra, visivelmente surpresa.

— Eu sou apaixonado por *sneakers* e fiquei horas e horas atualizando o site pra comprar esse modelo, mas, infelizmente, não consegui — respondeu Thiago, empolgado como uma criança.

— Esse eu só consegui porque tenho um contato lá fora. Ele ficou na fila pra mim e eu comprei; do contrário, sem chance.

142 | O ÓBVIO QUE VOCÊ DEIXA PASSAR

— Que demais! Muito bom gosto, Sandra. Bem, já vou indo. Muito obrigado.

Apesar das afinidades, Thiago não estava muito animado. O fato de o negócio do cliente que atenderia ser completamente diferente do que ele fazia deixou o rapaz sem muitas perspectivas. Sobretudo porque Sandra bateu bastante nessa tecla durante a entrevista, e essa era justamente uma de suas fraquezas. Mas tudo bem; ele sentia que tinha entregado o melhor que podia, e, se tivesse de ser, seria. Agora sua preocupação era em voltar para o trabalho; afinal, as contas não esperam respostas e precisam ser pagas.

Pouco mais de uma hora depois que saiu da entrevista, Thiago finalmente chegou ao trabalho. Pegou suas coisas e montou a mesa para os atendimentos. Naquele dia, ele precisaria ouvir os atendimentos telefônicos de sua equipe e dar o feedback sobre eles. *Um verdadeiro porre*, pensava. Mas, antes mesmo de ouvir a primeira ligação, seu celular tocou. Era Norma.

— Alô, Thiago? Aguarde só um instante, por gentileza.

Norma o colocou na espera, que tocava uma musiquinha bem irritante. Apesar de trabalhar com telemarketing, Thiago odiava isso. Aliás, essa era uma de suas grandes brigas desde que se tornara supervisor: colocar melodias mais agradáveis ou até acabar de vez com esses sons que mais pareciam aqueles toques polifônicos de celulares antigos. A espera já estava demorando mais do que ele queria, o que o deixou um pouco mais ansioso.

— Oi, Thiago. É a Sandra, tudo bem? Desculpe a demora. — Nesse instante, o coração do rapaz quase parou.

— Oi, Sandra. Tudo bem, sim, e você? Magina, fica tranquila.

— Estou bem também. Thiago, como te falei, você é muito bom, tem trabalhos incríveis, mas seu perfil é bem diferente do que precisamos no momento, para trabalhar com aquele cliente.

— Ah, entendi, Sandra. Poxa, mesmo assim, obrigado pelo feedback e pela oportunidade — disse Thiago, já menos animado.

— Será que você conhece alguém com esse perfil? Se tiver alguém em mente, pode, por favor, me enviar o portfólio por e-mail?

Mas tudo bem; ele sentia que tinha entregado o melhor que podia, e, se tivesse de ser, seria.

@felipemoller

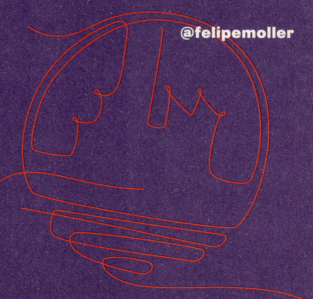

144 | O ÓBVIO QUE VOCÊ DEIXA PASSAR

— Claro, Sandra. Tenho uma colega na faculdade. Acho que ela pode ser perfeita para o seu trabalho. Vou ver com ela, tá? — disse Thiago, já encaminhando a conversa para o final.

— Ótimo! E quero te perguntar mais uma coisa.

— Pode dizer, Sandra.

— Temos aqui na agência um cliente da área de moda. Ele é bem grande e eu estava para contratar um assistente de arte para nos ajudar. Mas vou ser bem sincera: gostei tanto das suas habilidades que vou abrir a vaga para uma função mais ampla. O salário é o mesmo do cargo para o qual te entrevistei, mas garanto que você vai aprender muito conosco. E aí, topa fazer parte da família TrêsENIDê?

A vontade de Thiago era sair correndo pelos corredores do atendimento. Era óbvio que topava. O lugar era incrível; sua chefe, mais incrível ainda. Sem contar o fato de voltar a trabalhar com moda, uma coisa que certamente faria o garoto reavivar aquele sonho antigo de ter uma marca de roupas famosa.

Pensou no tanto que caminhara até chegar àquele momento, literalmente até. Claro, sentia um friozinho na barriga por fazer algo totalmente novo, mas estava feliz por poder começar daquela maneira. Lembrou que quase colocara seu maior sonho em risco por causa do seu rancor e jurou para si mesmo que melhoraria nesse quesito. Que bom que não desistira da ideia e mantivera acesa a chama de um dia trabalhar em uma grande agência e, quem sabe, produzir um daqueles comerciais que tanto faziam brilhar seus olhos nos tempos de criança.

— Oi, Sandra? Obrigado por ver potencial em mim. Prometo que não vou te desapontar. Eu topo!

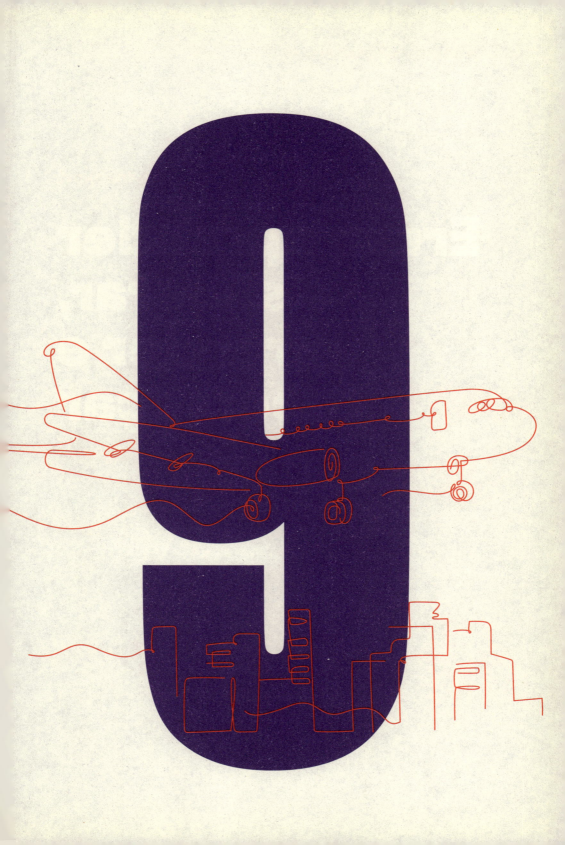

CAPÍTULO NOVE

Errar, aprender e superar, aprender e recomeçar

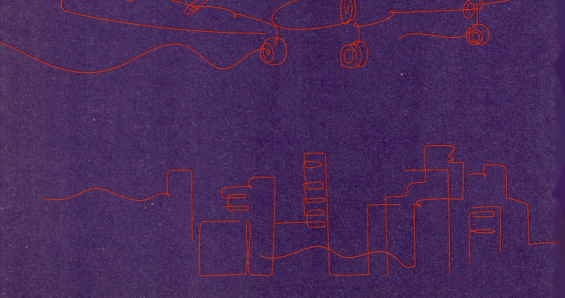

Tu, tu! **Atenção passageiros do voo 4825 com destino a São Paulo, aeroporto de Congonhas. Embarque imediato pelo portão 14.**

Ufa! Depois de esperar tanto tempo naquele aeroporto, era chegado o momento de partir. Não via a hora de pisar novamente em solo paulista. Reuniões e mais reuniões consumiam o seu psicológico, e, embora gostasse muito do que fazia, precisava desse tempinho para dar uma respirada, nem que fossem aqueles poucos minutos da ponte aérea Rio-São Paulo.

Pegou sua mala e caminhou para o portão indicado pelo serviço de bordo nos alto-falantes do aeroporto. A cada passo que dava, o frio na barriga aumentava. Como seria tudo? As coisas voltariam a ser como antes? Conseguiria recuperar o tempo perdido? Não sabia. E era exatamente isso que deixava a situação ainda mais tensa.

Chegou ao balcão de embarque, entregou um documento para a atendente que confirmou os dados com os da passagem. Recebendo a liberação, seguiu no pequeno corredor rumo ao avião. Apesar das várias viagens que fazia por conta do trabalho, havia um ritual ao entrar em uma aeronave: pé direito primeiro. Não era por medo, "mas um pouquinho de precaução nunca é demais, né?", pensava.

— Seu assento é ali — informou a comissária de bordo, apontando para a classe executiva.

Sua poltrona ficava no corredor. Não gostava muito de ver as nuvens. E dali era sempre mais fácil sair caso precisasse ir ao banheiro. Essa era uma mania que carregava mesmo em voos curtos. Quando se sentou, o lugar ao lado estava vazio. Será que teria essa sorte? Apesar de as poltronas serem bem largas, confortáveis, e somente duas por fileira, viajar sem ninguém do lado seria ainda melhor, até para evitar o contato social.

148 | **O ÓBVIO QUE VOCÊ DEIXA PASSAR**

No entanto, a sorte durou pouco.

— Com licença? — disse uma voz grossa e bastante educada. — Acho que meu assento é esse ao seu lado. Posso?

Que saco, pensou. Mas a irritação por ter de dividir espaço com um estranho passou logo que levantou a cabeça e percebeu quem era.

— Claro! — disse com a voz visivelmente nervosa, levantando-se e liberando espaço para o rapaz se sentar.

Ele era lindo. E muito cheiroso. Vestia um terno azul-marinho, camisa branca sem gravata, tudo muito bem alinhado, daquelas roupas feitas sob medida. Quando ele se sentou e cruzou as pernas, ela notou também que o sapato seguia a mesma linha, estando muito bem engraxado. Nesse instante, pôde ver, ainda, uma meia colorida, levemente rosa, que, apesar de muitos estilistas dizerem o contrário, achava muito estilosa.

Ficou por alguns segundos babando no rapaz que sentara ao seu lado. *Realmente, entrar com o pé direito desta vez me trouxe sorte*, fantasiou. Ela estava vestida de maneira mais despojada. Tirara duas semanas de férias, coisa que não fazia havia muito tempo. Ainda assim, seu estilo simples não deixava de ser elegante, com seu blazer favorito para se proteger do ar frio típico de avião, camiseta Gucci, calça jeans branca e sapatinho *mule*. Quem olhasse de longe, certamente imaginaria que aqueles dois eram um casal.

A presença daquele rapaz fez com que Camila até se esquecesse um pouquinho do frio na barriga que sentira antes. Na verdade, estava era com calor. "Apaga esse fogo, mulher", diria sua amiga Júlia, a qual estava a poucas horas de reencontrar. Essa lembrança fez a jovem voltar a atenção ao seu propósito: fazer as pazes com as amigas de infância, pois Nádia certamente estaria lá também. E seria até melhor, pois ela sempre foi a apaziguadora entre as três.

Lembrou-se, inclusive, do dia em que elas saíram juntas para uma festa na capital. Camila era a motorista. Na época, ela tinha um Renault Clio, presente de seu pai como prêmio por ter passado na faculdade de engenharia. No carro, levavam algumas garrafas com bebidas alcóolicas para fazer o chamado "esquenta". Era a despedida dela, já que iria para o Rio de Janeiro nas próximas semanas por conta da faculdade.

Chegando ao barzinho, a primeira briga. Júlia achava besteira parar o carro em um estacionamento, principalmente porque ela e Nádia é que teriam que pagar, já que Camila já havia posto gasolina. Enquanto isso, Camila batia o pé que elas precisavam ajudar, pois onde já se viu deixar seu carro novinho na rua, à mercê de ladrões ou até acidentes. A discussão, aparentemente besta, começou a tomar proporções maiores e desnecessárias, então Nádia tratou de intervir. Nesse dia, sacou o dinheiro da carteira e decidiu que ela pagaria o estacionamento, mas que a bebida lá dentro da balada era por conta de Júlia, que riu e concordou.

Logo na entrada, Camila já foi barrada. Seu rosto jovial levou o segurança a duvidar de sua idade, o que fez a jovem, no auge de seus dezoito anos, mostrar orgulhosamente a carteira de motorista recém-adquirida. Fizera aniversário em 5 de janeiro e, no dia seguinte, já estava matriculada na autoescola. Para ela, fora relativamente fácil tirar a habilitação, sobretudo porque já ensaiava algumas voltas no quarteirão com o pai, seu melhor amigo desde sempre.

Já as outras duas não passavam por tal situação, mesmo fazendo aniversário apenas um mês depois da amiga, o que gerava piadas de Camila sobre elas:

— Viu? Eu sou mais velha que vocês e ainda pareço nova.

— A gente não tem culpa que você tem cara de bebê — respondeu Nádia, rindo.

— Não quero nem ver quando vocês tiverem seus trinta e poucos. Vão estar todas enrugadas — retrucou Camila, no mesmo bom humor.

— Nem vem jogar praga, Cami — completou Júlia, abraçando as duas e levando-as para dentro do salão.

Saber que Camila estava indo embora despertava nas amigas um misto de sentimentos, principalmente porque elas viviam sempre juntas. Como seria a partir dali? Para falar a verdade, não queriam saber, só queriam se divertir em cada um dos dias que restavam até a partida de Camila, e, naquela noite em

150 | O ÓBVIO QUE VOCÊ DEIXA PASSAR

especial, divertiram-se de maneira inesquecível. A ideia era apenas beber uns drinques e esquecer tudo aquilo. Júlia, aliás, tinha mais um motivo para não lembrar a realidade, pois havia brigado com seu namorado, Gustavo. Os dois eram namoradinhos desde o segundo ano do colégio, daqueles namoros que vão e vêm o tempo todo. Porém, a garota tinha dado um basta semanas antes, dizendo que agora era vida nova e que seguiria em frente, ainda mais que não tinha mais escola para se verem.

Mas não foi o que aconteceu. Bastou tocar um daqueles pagodes que todo mundo sabe cantar que Júlia caiu no choro: *Eu me apaixonei pela pessoa errada, ninguém sabe o quanto eu tô sofrendo!*, cantava em voz alta, abraçando as amigas, numa cena típica de quem passou dos limites da bebedeira. Mal sabia ela que aquele amor seria levado para o resto da vida, resultando em casamento e numa linda filha que Camila nem sequer pôde ver crescer de perto.

Relacionamentos não eram o ponto forte de Camila, diga-se de passagem; mesmo os amorosos. Ela fugia de qualquer envolvimento mais profundo. Aquelas duas ali eram as únicas em quem confiava e com quem se envolvia. Para Camila, um relacionamento duradouro precisava de bastante confiança, e era tudo muito raso nesse aspecto em sua vida. Tanto que preferia ficar com alguns carinhas e nada mais.

— Nossa, amiga, beijou mais outro? — disse Júlia.

— Ai, amiga. Eu nem sei como são os meninos lá do Rio de Janeiro, então deixa eu aproveitar mais um pouco o gostinho de São Paulo.

— Gostinho? Pelas minhas contas aqui, você tá quase em Salvador, isso, sim. — Riu Nádia.

— É, mulher. Apaga esse fogo! Hoje você tem que aproveitar com a gente — completou Júlia.

O aviso sonoro de que levantariam voo em poucos instantes, reforçando o uso do cinto de segurança, trouxe Camila de volta ao momento presente. Pouco tempo depois, o avião já estava no ar, decolando rapidamente e de maneira

CAPÍTULO 9 | 151

segura. Para Camila, esse momento era tranquilo. Não gostava mesmo era do pouso. Isso, sim, a deixava grudada na poltrona do avião.

Olhou para o lado e o rapaz estava com o celular na mão, mexendo na internet. Pela primeira vez, queria puxar conversa com alguém, coisa que odiava que os outros fizessem com ela. Mas, como ele não dava bola, preferiu botar seus fones de ouvido e buscar alguma série para assistir. Procurou no catálogo e encontrou uma que parecia bastante interessante: cem jovens são mandados à Terra para ver se ela é habitável depois de noventa e sete anos de reclusão no espaço, para onde foram após uma guerra nuclear. Uma viagem para a mente cética de Camila, mas que fazia total sentido, mesmo assim. Alguns minutos depois de iniciar, percebeu o rapaz ao lado se mexer.

— Essa série é muito boa — ele interrompeu.

— Oi? Não entendi — disse Camila.

— Desculpa! — respondeu o rapaz, sem graça. — Assisti com meu filho um dia desses. Ele adora.

Putz, o cara é casado, deduziu ela. Todo aquele fogo entre as pernas se transformou em um verdadeiro polo Norte. As remotas chances de Camila acabaram naquele instante.

— Ah, que legal. Achei interessante a sinopse e resolvi dar uma chance — continuou ela. — Até agora, parece legal.

— Vale a pena. A primeira temporada não é tão emocionante, mas, a partir da segunda, você perde o fôlego. Pietro virou fã. A mãe dele é que não ia gostar de saber que ele vê esse tipo de série.

Como assim?, pensou Camila. *Será que ele é separado? Como perguntar sem ser indiscreta?* Pensou mais um pouquinho e resolveu arriscar.

— Ah, é? E que série ela recomendaria pra ele?

— Não sei. Quando ela se foi, nem tinha muito essa coisa de séries. Sei que ela preferia filmes românticos, até desenhos. Talvez fosse por essa linha com ele.

— Desculpe a intromissão, mas vocês estão separados? — ela ousou perguntar.

152 | O ÓBVIO QUE VOCÊ DEIXA PASSAR

— Na verdade, ela faleceu há alguns anos — respondeu o rapaz.

— Putz! Me perdoa. Não quis ser indelicada — disse Camila, visivelmente constrangida e arrependida.

— Não tem problema. Sofremos um acidente de carro, e infelizmente ela não resistiu aos ferimentos. Por sorte, nosso filho não estava conosco aquele dia.

Um silêncio caiu sobre eles. Camila realmente não sabia o que dizer. Seria melhor não ter falado nada ou até fingido não ter ouvido quando ele se intrometeu, puxando assunto. Que droga! O que diria agora? Era melhor esperar que ele falasse outra coisa para o clima melhorar. *Bom, vamos olhar o copo meio cheio, né? Pelo menos descobri que ele não é comprometido*, pensou e sorriu culposamente.

Por sorte, o papo continuou de forma amena. Ele não a levara a mal. Parecia que a dor da perda da esposa ainda estava lá, mas bem cicatrizada. Não tocaram mais no assunto. Pelo visto, era bastante arriscado, e Camila era especialista em pagar micos desse tipo. Ela confidenciou ao novo amigo que estava de volta a São Paulo após um longo tempo para resolver histórias do passado, e que ansiava por isso. De quebra, havia recebido uma proposta para morar de vez nos Estados Unidos, o que ligou o alerta para que resolvesse todas as suas pendências.

A conversa estava legal, mas, antes mesmo de Camila saber mais sobre ele, a viagem chegara ao fim, com a comissária de bordo avisando que era momento de apertar os cintos novamente, pois o piloto estava autorizado a pousar. Nunca uma viagem do Rio a São Paulo passara tão rápido. Nesse instante, a jovem se segurou ainda mais ao banco. Realmente odiava a sensação esquisita do pouso. Assim que o avião parou, ela já se levantou. Era daquelas pessoas que ficam de pé com as portas da aeronave ainda fechadas. Como estava na primeira classe, conseguiu ser liberada mais rápido. A ansiedade tomava conta de seu corpo. Queria chegar logo à sua cidade e rever as amigas. Tanto que quase não conseguiu se despedir do rapaz.

— Ei, Camila! Se precisar de alguma coisa mais burocrática por conta das mudanças, me liga — falou ele, entregando-lhe um cartão.

— Muito obrigada! Aviso, sim — respondeu Camila, guardando o cartão no bolso de trás da calça sem sequer o ler.

Saiu em disparada. Até pensou em alugar um carro, mas ir de táxi seria mais rápido e menos burocrático. Deixando o aeroporto de Congonhas, reconheceu o caminho. Passava pela avenida dos Bandeirantes, a mesma que percorreu com as amigas naquela noite de festa. Seu coração ficou acelerado. Após quase vinte anos, veria Júlia e Nádia novamente. Como estariam? A última vez em que falou com elas, recebeu a notícia de que já tinham até filhas. Estava ansiosa por esse reencontro.

Chegou a São Bernardo e tudo estava diferente. Muito mais carros nas ruas. Um trânsito bem caótico para aquela cidade que, nos anos 2000, era ainda considerada por alguns como uma cidade do interior de São Paulo, algo sobre o qual ela e as amigas discutiam sempre. Lembrou-se de Nádia na balada, falando para um garoto que riu do fato de elas virem de lá e retrucando: "Como pode ser uma cidade do interior se, pra ir à praia, você passa por lá?". E fazia sentido, até os rapazes concordaram.

— Pai! Que saudades!

— Oi, filha! Nem me fale. Quanto tempo!

— Pois é... Cadê a mãe?

— Ela está lá dentro. Fez seu bolo favorito: maçã com canela.

Era mesmo o favorito dela. Principalmente quentinho, recém-saído do forno. Chegava a salivar a boca, tamanha a vontade e a saudade. Mas saudade maior ainda sentia de sua mãe. Elas se falavam bastante, tinham uma relação especial. Camila voltava a se sentir uma garotinha com aqueles dois. A menina do papai e da mamãe. Tanto que decidiu não fazer mais nada naquele dia a não ser ficar com eles. Dirigiu-se aos fundos da casa, onde mantinham seu antigo quarto. Não mais tão infantil e havia algumas bagunças de seu pai, mas a essência ainda era a mesma. Guardou suas coisas e foi tomar banho. O velho chuveiro elétrico não chegava aos pés do que ela tinha em sua residência, mas como era gostoso estar em casa.

O ÓBVIO QUE VOCÊ DEIXA PASSAR

No dia seguinte, acordou bem tarde. Também pudera, ficaram até as três da manhã assistindo a filmes. Camila, inclusive, mostrou aos pais a série que começara a ver no avião, e eles adoraram. Octavia era a personagem favorita dos três, que deliravam a cada loucura que ela fazia nos episódios. Camila era até um pouco parecida com ela, disse a mãe.

Era mais de meio-dia quando a jovem chegou à cozinha. Sua mãe já preparava o almoço, mas, para começar o dia pra valer, Camila precisava tomar seu café com leite, nem que almoçasse uma hora depois.

Checou o celular: não havia nenhuma mensagem da empresa. Era o combinado. Ela precisava daqueles dias de descanso antes de tomar uma decisão. Concederam-lhe duas semanas de "férias" para enfim pensar sobre a nova função que teria na empresa — uma proposta que a pegara de surpresa, ainda mais por não terem escolhido seu projeto de carro, mas era daquelas chances imperdíveis, o que mostrava quanto seu esforço era reconhecido. Havia, no entanto, uma mensagem de Júlia com o endereço de sua casa, reforçando o convite para se encontrarem. Era quarta-feira, dia de futebol para Gustavo, então seria o dia das meninas, como a amiga ressaltara no texto. Novamente, Camila sentiu um frio na barriga, e todos aqueles pensamentos voltaram à sua cabeça. Mas era hora de encará-los de frente.

Combinaram de se encontrar às cinco da tarde. Por volta das quatro, Camila já estava impecável. De fato, ela se vestira muito bem, a ponto de receber elogios do pai, que acabara de chegar da rua. Ao saber aonde ela iria, prontificou-se a levá-la.

— Não precisa, pai. Eu pego um Uber.

— Magina, filha. Papai te leva. Preciso resolver umas coisinhas ali por perto também — ele mentiu.

— Tá bom, pai. Mas eu dirijo.

— Com tanto carrão na sua mão, será que ainda sabe dirigir o meu?

— Isso é um desafio?

E lá se foram os dois até a garagem, onde o antigo Renault Clio estava estacionado. Parecia novo, como quando Camila o ganhara de presente. A pintura

O que não podemos fazer é nos apegar à pedra que causou esse tropeço, e sim ao caminho que ainda temos pela frente. Se você sente que errou, aprenda com esse erro e recomece de um novo jeito.

@felipemoller

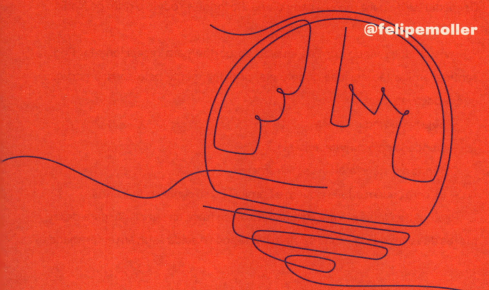

156 | O ÓBVIO QUE VOCÊ DEIXA PASSAR

cinza denunciava um pouco a idade do carro, principalmente na parte de cima, onde havia alguns queimados de sol, mas nada que tirasse a beleza do veículo.

Ela se sentou no banco do motorista, ajeitando o banco. O pai sentou-se ao seu lado, ligando o rádio. Tocava uma música do Post Malone, cuja letra falava das pessoas que fogem, mas continuam caminhando em círculos, sobretudo quando não resolvem as coisas do passado. Isso fez Camila abrir o jogo para o pai. Disse que sentia falta de tudo que abandonara — dele, da mãe e das amigas. Disse também que sempre pensou em recomeçar, em ter uma família, filhos. Era seu grande sonho, mas a carreira sempre o engolia. Seria assim mais uma vez? Então o pai lhe deu um importante conselho:

— Filha, todos nós erramos. Todos nós magoamos os outros e, muitas vezes, ferimos a nós mesmos. Acontece, meu bem. O que não podemos fazer é nos apegar à pedra que causou esse tropeço, e sim ao caminho que ainda temos pela frente. Se você sente que errou, aprenda com esse erro e recomece de um novo jeito. Tudo sempre se encaixa quando estamos dispostos.

Era isso. As amigas estavam dispostas, e Camila também. O tempo em que ficaram distantes passara. Não havia como voltar atrás. Mas dava agora para construir um novo começo, e era exatamente isso que faria.

Pelo mapa, eles estavam em frente à casa de Júlia: rua dos Tapirangas. Despediu-se do pai e tocou a campainha. De longe, já ouviu o grito de Nádia:

— Ela chegou!

Avistou Júlia vindo com as chaves do portão para recepcioná-la. Podia sentir a amiga tão ansiosa quanto ela, principalmente pelo sorriso nervoso que esboçava.

— Seja bem-vinda, Camila!

— Obrigada pelo convite, Júlia.

Ouvindo à distância, Nádia se intrometeu:

— Ei, perai, quem é Júlia e quem é Camila? Eu só conheço Ju e Cami.

Realmente, Nádia era a apaziguadora. Essa frase foi suficiente para desarmar as duas amigas, que não se viam havia anos e ainda estavam enferrujadas

CAPÍTULO 9 | 157

no quesito carinho. Mas era inegável que esse sentimento ainda existia entre elas, ou melhor, entre as três. A verdade é que o papo foi melhorando com o tempo e a cada taça de vinho que bebiam. A idade refinou as amigas, que antes adoravam vodca misturada com várias outras coisas, lembrou uma delas.

Ao longo da conversa, caíram no tema "filhos", quando Nádia citou orgulhosa todas as conquistas de Luana, que já tinha engatilhado uma vaga de estágio em um renomado escritório de advocacia que visitara dias antes. Disse que a filha voltara apaixonada pelo lugar, e ainda mais pelo dono, que foi muito solícito com ela. Júlia, por sua vez, não estava tão otimista. Sua filha ainda não havia decidido o que fazer e, para piorar, tinha começado com uns papos de blogueira.

— Olha, Ju, não querendo me meter, mas essa é a realidade dessa nova geração. Nos Estados Unidos, é supercomum os jovens se dedicarem a isso. Uma vez fui à Disney de Los Angeles, que fica bem perto de San Francisco, e o que mais tem é gente fazendo dancinha e gravando para as redes sociais. Existe um aplicativo novo que o pessoal adora. É febre entre eles. Eu já até arrisquei umas dublagens.

— Tá brincando que fez isso, amiga?! — exclamou Júlia, incrédula.

— Ah, agora eu quero ver — disse Nádia, empolgada.

— Nem a pau. Essa vergonha eu passo sozinha lá em casa. O bom de morar fora é que ninguém te conhece. — Camila riu, escondendo o celular das amigas.

Nesse instante, confidenciou a elas que estava de mudança mais uma vez, que acabara de receber uma proposta para assumir a diretoria da Califórnia, a fim de acompanhar muito mais de perto as operações; então deixaria o Rio de Janeiro para ficar um bom tempo em San Francisco. O lado ruim é que se sentia muito sozinha nisso tudo.

As amigas entenderam o porquê de Camila ter estado tão distante. Realmente, desde muito jovem, seu grande sonho era alcançar a carreira de sucesso que tinha hoje. Por isso também entendiam o preço alto pago por ela. Não era fácil abrir mão de tudo para buscar seus objetivos, e, apesar da distância,

158 | **O ÓBVIO QUE VOCÊ DEIXA PASSAR**

era inegável que Camila tinha obtido êxito nessa empreitada. Mas queriam ficar mais próximas — esse era o grande desejo das três — e aquela conversa parecia estar levando a isso.

Em dado momento, o papo foi interrompido. Camila olhou para a sua direita e viu uma linda jovem adentrando a sala. Logo percebeu quem era. Aliás, não tinha como não ser a filha de Júlia; afinal, os traços daquela menina lembravam demais os da mãe e os de Gustavo. Olhos de um, nariz do outro. Até o jeito de falar era deles. Nesse instante, Camila sentiu uma ternura invadir seu coração. Era como se seu instinto materno tivesse aflorado e a vontade não realizada de ser mãe a tomasse. A garota estava tímida e, certamente, não sabia quem era ela.

— *Camila. Sou sua tia Camila.*

A mulher se viu muito naquela menina. Os anseios, os desejos, a vontade de ser livre. Eram coisas que Camila sempre quis quando mais jovem. O passo que estavam dando ali era importante e agora poderia estar ainda mais próxima de suas amigas e das filhas delas. No fim, laços estreitados. Mais do que isso: laços reafirmados.

Antes de se despedirem, Nádia fez questão de reforçar quão importante era aquele momento e que elas continuassem unidas, como sempre foram. Fizeram um juramento de que não mais se afastariam. Os erros do passado ficariam lá atrás, junto com aqueles segredos que ninguém mais poderia saber.

— Vocês prometem?

— Prometemos — disseram Júlia e Camila ao mesmo tempo.

As três se abraçaram e seguiram adiante. Era realmente lindo vê-las juntas de novo. Nádia morava perto da casa dos pais de Camila e, por isso, resolveu levá-la até lá. No caminho, desabafou com a amiga, dizendo que estava sentindo a filha um pouco estranha ultimamente. Camila, por sua vez, disse que era normal, coisa da idade, mas que seria muito bom Nádia estar próxima e ser um grande apoio nessa fase, sobretudo porque havia muita cobrança externa, além da interna.

A mulher se viu muito naquela menina. Os anseios, os desejos, a vontade de ser livre.

@felipemoller

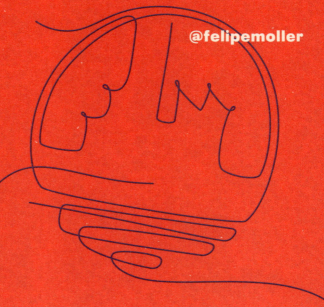

160 | O ÓBVIO QUE VOCÊ DEIXA PASSAR

— Ai, amiga, muito obrigada. Você sempre tem as palavras certas. Vou correr porque preciso ajudar a Lu com as coisas do estágio. Quarta-feira ela vai ter que ir lá pra avenida Paulista de novo, e eu nem sei como vou fazer porque é meu rodízio.

— Amiga, deixa comigo. Eu vou ter que ir para o aeroporto. Ela vai comigo. Pode ser? — ofereceu Camila.

— Se não for te atrapalhar, seria ótimo.

— Combinado, então! Quarta-feira eu passo na sua casa e pego a Luana.

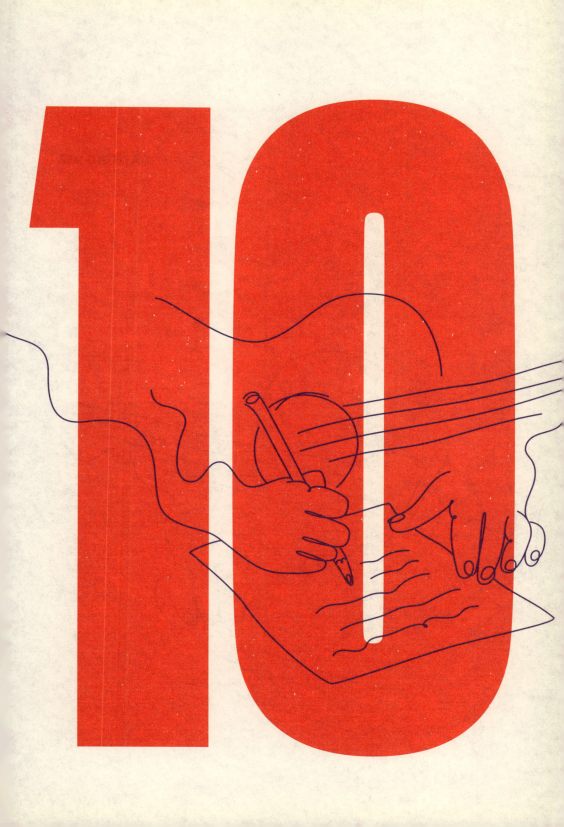

CAPÍTULO DEZ

Quem sabe aonde quer chegar não pega atalhos

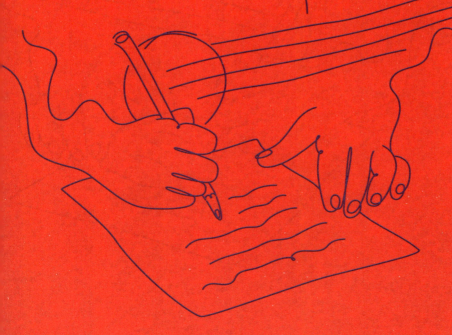

— **Pô, mano! Você canta muito. Deveria investir nisso — disse um rapaz, cumprimentando-o.**

De fato, o talento de Sandro era incrível. Desde aquele último dia, em que saíra da sala de seu chefe praticamente promovido e prestes a realizar um de seus grandes sonhos, a história com a música tomou ainda mais força.

O rapaz havia ganhado alguns dias de folga para descansar e, mais importante, preparar-se para a próxima viagem, que seria mais longa. Mas ele não conseguia ficar parado e, por isso, aproveitou o período para relaxar e fazer algo que fazia desde muito jovem: tocar na rua. Esse, diga-se, havia sido o motivo de uma das grandes brigas que tivera com sua família, que não aceitava que seguisse tal carreira sendo que podia ter um futuro brilhante na medicina.

Aos dezesseis anos, Sandro precisava juntar uma grana para comprar novos equipamentos. Àquela época, fora convidado para montar uma banda com alguns colegas de sala. Ele, é óbvio, seria o guitarrista. Mas nem pensar em pedir esse dinheiro para os pais, que acreditavam cegamente que Sandro seria mais um da família a seguir carreira como médico. Seu pai já falava com orgulho dele para os amigos, sobretudo quando o garoto ia visitá-lo no hospital.

— Tá vendo ali, meu pequeno San? Ele vai ser o maior cirurgião que este país já conheceu. Vai até virar nome de hospital.

O pai se referia ao fato de o filho ser incrivelmente habilidoso com as mãos. Pode-se dizer que até os doze anos de Sandro essa cultura médica estava bem enraizada na família. Ainda mais porque o pai costumava trazer alguns itens para casa a fim de ensinar aos dois filhos algumas coisas em relação à medicina. O irmão mais velho de Sandro, Evandro, sempre gostou da área. No entanto, foi o único a perceber que as mãos habilidosas do caçula seriam usadas para outro fim.

164 | O ÓBVIO QUE VOCÊ DEIXA PASSAR

Evandro sempre foi a inspiração de Sandro. Muito por causa dele o irmão mais novo começou a gostar de música, mais particularmente rap melódico, e a se interessar por esse universo. Várias e várias vezes eles se trancavam no quarto para duetar e brincar de batalhas de rap. Evandro era inteligentíssimo e dono de um vocabulário impecável. Foi com ele, também, que Sandro aprendeu a rimar palavras de forma poética, algo que usaria em seu futuro musical.

Na época da escola, Sandro tentou primeiro falar com o irmão sobre a ideia da banda e para descolar a grana a fim de comprar a guitarra com que tanto sonhava.

— Sandro, você sabe que, se o pai descobrir isso, você tá ferrado, né?

— Tô ligado.

— Sabe também que, se ele souber que eu te dei essa grana, quem tá mais ferrado sou eu, né?

— Tô ligado.

— Só sabe falar isso? Desse jeito não vai conseguir criar música nenhuma. Vai rimar ligado com ligado?

— Tô ligado, mas também tô grilado porque você não tá do meu lado pra me ajudar a criar meu próprio legado — rimou o garoto, buscando impressionar Evandro.

— É, agora foi melhor. Por essa vou te emprestar dez contos.

— Dez contos? Isso não paga nem a passagem — reclamou Sandro.

— Cara, eu tô atolado de coisas pra comprar lá na faculdade e já pedi dinheiro pra mãe na semana passada. Tô quebrado. Mas aproveita esses dez contos e vai cantar no metrô, pô.

— Olha, não é má ideia, hein?

— Mentira, esquece isso. No máximo, te dou cenzão. É pegar ou largar.

Sandro pegou. Não só os cem reais emprestados pelo irmão, mas a ideia de cantar no metrô. Parecia muito louco, principalmente para ele, que tinha total cara de playboyzinho. Mas não custava tentar. No dia seguinte, após a aula, montou um pequeno repertório e se mandou para a Linha Verde. Sua perna bambeava, é bem verdade, mas o desejo ardente de comprar aquela guitarra branca da Fender era ainda maior. Queria esse modelo, pois sua grande inspiração na música era Jimi Hendrix, uma verdadeira lenda.

A primeira experiência no metrô não foi lá tão boa e animadora quanto esperava. Para começar, o horário escolhido pelo garoto não era muito movimentado. O que tinha até um lado bom, pois lhe dava a chance de errar e aprender. Mas com tão pouca gente, as caixinhas que recebia não davam para nada. Isso quando as recebia, né? A maioria das pessoas se sentia até incomodada, fato que deixava Sandro bastante constrangido. Ainda assim, não desistiu. Nos dias seguintes, continuou tentando. E mais. E mais. Até que recebeu a primeira moeda de maior valor. Até que recebeu a primeira nota. Até que recebeu aplausos. Esse dia foi o mais marcante. Sandro, além de cantar músicas conhecidas, experimentou cantar algumas de suas composições. O tom de sua voz era muito bonito, o que ajudou a arrancar os tão sonhados aplausos. Nesse dia, em especial, percebeu que, para ele, reconhecimento valia mais do que qualquer dinheiro no mundo.

Era aquilo que Sandro buscava reencontrar ao se aventurar na rua e no metrô. Não somente reconhecimento, que já tinha em seu emprego atual, mas os aplausos e a sensação de frio na barriga de cantar em público. A diferença é que, dessa vez, não precisaria bater de frente com os pais. Era um homem adulto, dono do próprio nariz e que fazia o que bem entendesse da vida. E lá estava ele de novo na Linha Verde, fazendo o que mais amava.

Seu estilo era chamativo, e essa era outra coisa de que Sandro sempre gostara: ser o centro das atenções. Quantas e quantas vezes, nos tempos de banda de colégio, entrava na frente do vocalista para se mostrar com um solo de guitarra... Agora não era mais na guitarra que fazia seu som. Era na voz e no violão. E bastava. Tocou algumas horas pelos vagões, arrancando aplausos na maioria deles. Um ou outro passageiro ainda fazia cara feia, mas para ele não fazia mais diferença – estava calejado. Entendia que cada um tem seu espaço. Respeitava isso, mesmo que alguns achassem que não.

166 | O ÓBVIO QUE VOCÊ DEIXA PASSAR

Mas, de tanto ir e vir, Sandro cansou. Era hora de fazer uma pausa. Geralmente, comia um lanche na rua mesmo. Tinha uma senhora que fazia "yakipombo", um prato delicioso apelidado assim por ele em razão da quantidade de pombas ao redor da barraca, o que deixava algumas pessoas sem vontade de experimentar a iguaria. *Azar o delas*, pensava. No entanto, todo paulistano que se preze não perde uma boa feijuca de quarta-feira. Sandro escolheu um boteco próximo e lá se sentou. Como estava sozinho, preferiu se acomodar no balcão mesmo.

— Tem alguém aqui, mano? — perguntou.

— Não, pode sentar — respondeu um rapaz.

— Tranquilo, valeu!

Sandro pediu uma feijoada média. Esse tamanho já era mais do que suficiente. Gostava desse tipo de restaurante, principalmente porque as porções eram bem servidas. Dava até para levar as sobras para casa, se quisesse. Um verdadeiro exagero. Olhou para o lado e viu que o garoto estava um pouco ansioso. Como um bom guia de turismo, mexeria com ele, até para tentar ajudar de alguma forma.

— E aí, mano? Tá tudo bem? — perguntou.

— Tá, sim, mano, e com você? — disse o jovem de forma educada, até surpreendendo Sandro.

— Pô, tô bem! Vi que você tá meio pá... Aconteceu alguma coisa?

— Não, mano, é que tô tentando escrever uma poesia aqui, mas não tá encaixando.

— Posso ajudar?

Essa era a praia de Sandro. Por escrever muitas canções, estava acostumado com a métrica e, muitas vezes, seus melhores sons vinham exatamente da poesia. Pegou o papel da mão do garoto e analisou. *Puta que pariu*, pensou. O moleque era bom. Passava sentimento e as rimas encaixavam. Era um poema apaixonado, típico de garotos daquela idade. Um texto excepcional para alguém com tão pouca experiência. Parecia que ele estava realmente vivendo aquilo, e isso transformaria qualquer texto em algo ainda mais visceral.

Que coisa mais injusta viver à sombra das escolhas de outras pessoas só pelo medo de não ser aceito.

@felipemoller

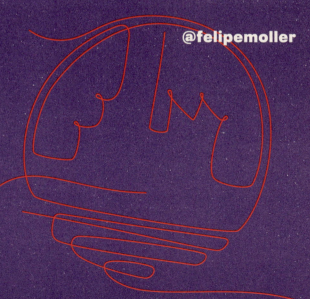

168 | **O ÓBVIO QUE VOCÊ DEIXA PASSAR**

— Mano, isso tá muito bom. Você que escreveu? — perguntou Sandro.

— Sim, fui eu. Obrigado, velho. Mas essa parte aqui não encaixa.

— Cara, por que você não faz como na música? Em vez de rimar a primeira linha com a terceira e a segunda com a quarta, que tal rimar dentro da própria frase?

— Hummm... — murmurou o garoto, indeciso.

— É, olha:

Será que é Helena, Lorena, Celena?
Não sei. Só sei que a vi na Vila Madalena,
andando bem plena, como a deusa Atena,
e, desde então, de minha cabeça não sai essa cena.

— Caraca, mano. Ficou muito bom!

— É, gostei também. Encaixou bem com o que você queria, né? Aliás, essa cena é real? Porque parece.

— É, mano. Vi uma vez uma mina no metrô, muito de relance. Mas sempre sonho com ela. Fico encucado com isso toda vez que acordo.

— Mano, esse lance de amor é foda, mas na hora certa a pessoa que te completa aparece — disse Sandro, suspirando e lembrando-se do seu marido, Eduardo. — Vai ver não é essa mina aí mesmo.

— É. Quem sabe? Mas aí, velho. O que você faz?

— Eu trabalho como guia de turismo, mas também sou músico.

— Ah, tá explicado, então. Você devia se dedicar mais a isso, tem o dom.

Não era a primeira vez que Sandro ouvia isso. O mais gozado era que palavras assim geralmente vinham de pessoas que o conheciam havia pouquíssimo tempo. Pessoas que não tinham nada a ganhar com aquele elogio, que sempre ficavam animadas e surpresas por ele não ganhar a vida com aquilo. Mas, ao mesmo tempo que isso o empolgava, também o chateava, principalmente por nunca ter recebido o mesmo apoio dentro de casa.

CAPÍTULO 10 | 169

Lembrou-se do dia em que contou a decisão aos pais. Foi um tremendo fuzuê. Primeiro conversou com a mãe, que, não aceitando a decisão do jovem, logo chamou o marido. Ela não acreditava que todo o esforço despendido até então, com escolas e cursos, tinha sido em vão. Música? Como ele sobreviveria com isso, ainda mais em um país que não reconhece seus artistas? Quando soube, então, do estilo musical de que o filho gostava, quase caiu dura.

— Isso é música de maloqueiro. Meu filho não é um maloqueiro! — gritava Rosana.

Essa foi uma das coisas mais dolorosas que Sandro ouvira, especialmente porque sempre foi muito apegado à mãe. Como alguém que o criara com tanto carinho e amor podia lhe virar as costas por conta de uma decisão? Por ser diferente? Por querer viver uma vida nova que não era aquela planejada para ele? Que coisa mais injusta viver à sombra das escolhas de outras pessoas só pelo medo de não ser aceito.

Nesse dia, praticamente saiu de casa. Só foi acalmado pelo irmão mais velho, que o levou para dar uma volta no condomínio. Ali, confidenciou que, por vezes, pensou em desistir da medicina. Também tinha outras vontades, mas decidiu seguir esse caminho por ser mais fácil, e porque contaria com boas recomendações ao longo da jornada. Mas que entendia Sandro. Sabia que, desde pequeno, o irmão era diferente e que, cedo ou tarde, encontraria o próprio caminho. A verdade é que Sandro precisava seguir seu coração e fazer escolhas por si mesmo. Os outros podiam até te ajudar a caminhar, mas o caminho era somente seu.

Essa frase acalmou o garoto. Não queria chatear os pais, mas também não queria chatear a si mesmo. Voltou para seu quarto e lá chorou. Toda aquela angústia o consumia, precisava botá-la para fora e isso veio em forma de copiosas lágrimas. Sandro dormiu esperando encontrar em sonho uma resposta a todas essas questões. E aconteceu. No sonho, cantava para milhares de pessoas. O palco era redondo e a plateia ficava toda em volta. A cada canção, aplausos e mais aplausos vinham das arquibancadas. Na música final, pôde ouvir o coro da

170 | O ÓBVIO QUE VOCÊ DEIXA PASSAR

galera cantando sua música, e era exatamente isso que queria. Acordou daquela epifania decidido: um dia realizarei esse sonho.

A relação entre ele e a família nunca mais foi a mesma. Havia sempre um rancor, uma tensão no ar. No dia de seu casamento com Eduardo, esse mal-estar ainda existia. A mãe de Sandro teimava em mostrar quanto seu filho mais velho, Evandro, era bem-sucedido. No entanto, essas rusgas profissionais deram uma pausa quando o juiz autorizou o tão esperado "sim" e o beijo entre Sandro e Du, como era carinhosamente chamado por todos. Pelo menos, o amor conseguiu unir aquela família.

Eduardo, aliás, sempre incentivava Sandro em sua carreira. Ele era arquiteto e projetara a casa dos dois com muito carinho, deixando as guitarras do marido em evidência logo na entrada. Ele dizia que era para que Sandro visse o que verdadeiramente esperava por ele toda vez que voltasse de uma longa viagem. Claro, a primeira guitarra comprada com tanto suor na adolescência ficava bem ao centro. Era o que eles chamavam de quadro dos sonhos, e poder visualizá-lo todos os dias mantinha aquele objetivo ainda mais nítido na mente de Sandro.

A feijoada estava maravilhosa. Do jeito que ele gostava, com muito paio e carne-seca. Chegou a lamber os beiços após terminar. O colega poeta virou um bom amigo. Falaram bastante sobre música, moda, *lifestyle*. Assuntos que interessavam aos dois. O papo foi tão bom que marcaram de conversar mais na semana seguinte. Trocaram contatos e a amizade estava selada. Sandro até prometeu dar umas aulas de música para o garoto, que sempre quisera aprender. Antes de se despedirem, um pedido inusitado do jovem rapaz:

— Mano, você me ajudou um monte nessa. Não quer transformar essa poesia em música? Se um dia ela virar, a gente divide a composição.

— Porra, mano! Sério?

— Sério, Sandro! Você tem um baita talento. Seria uma honra pra mim.

Os outros podiam até te ajudar a caminhar, mas o caminho era somente seu.

@felipemoller

172 | O ÓBVIO QUE VOCÊ DEIXA PASSAR

Sandro ficou com o papel na mão e, com ele, uma grande responsabilidade: dar vida àquela letra. Ela era linda, cheia de emoção, e ele acreditava bastante naquilo que estava sendo passado. A paixão que o garoto tinha por aquela moça desconhecida era comovente. Ele se emocionou. Ninguém nunca havia lhe pedido uma música, e aquela, particularmente, era muito especial. Pegou o telefone e enviou uma mensagem:

— Amor, tudo bem? Prepara o vinho e o estúdio. Eu tô chegando. Temos uma música pra fazer. Te amo.

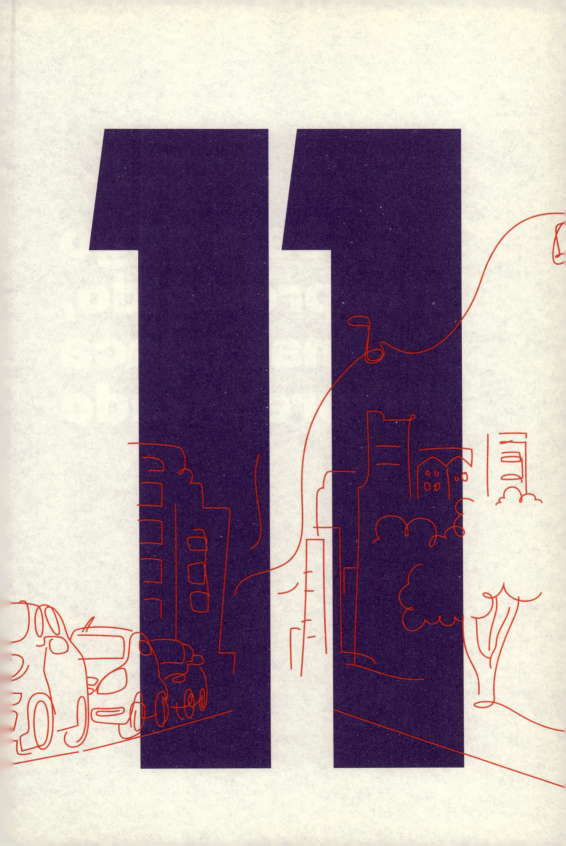

CAPÍTULO ONZE

Seja pego desprevinido, mas nunca despreparado

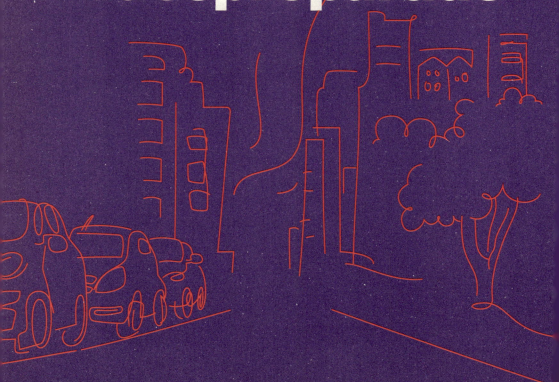

Thiago, você pode resolver esse pedido pra mim?

— Claro, Bia!

Os primeiros dias na agência estavam sendo fantásticos, apesar do ritmo bastante puxado. Thiago finalmente fazia o que sempre sonhara em fazer e isso o deixava com um sorriso de orelha a orelha. Entrou para trabalhar com uma empresa de roupas, coisa de que ele realmente entendia bastante. Logo de cara, teve de ajudar na criação da nova campanha e, ali, percebeu que o mundo real era um pouco diferente do que imaginava. Mas, como Sandra bem tinha avisado, ele aprenderia muita coisa.

E aprendeu. Tão rápido quanto os briefings que chegavam à sua mesa. Era um empilhado de trampos no qual até uma pessoa bem organizada se perderia. Conseguiu finalmente entender o conceito de "pastelaria" que seus amigos de sala falavam. Mas tudo bem; ele estava mesmo com gana de aprendizado e aproveitaria cada segundo dessa segunda oportunidade, e, vamos combinar, um pastelzinho para quem tem fome sempre cai bem.

Abandonar o telemarketing não foi fácil. Não pelo trabalho, mas pelas pessoas. Seu cargo naquela firma fazia dele uma pessoa muito respeitada, e muito querida. Lembrou que, quando recebeu a confirmação de Sandra, a primeira coisa que pensou foi: *O que vou dizer aos amigos que trouxe para cá?* Não tinha escolha; teria de falar o papo reto.

No dia seguinte, um sábado, encontraria os amigos da "quebrada" para um futebol. Iriam juntos para a quadra, e, como Thiago morava mais perto, sempre combinavam de tomar um café em sua casa antes do jogo. Cada um trazia uma coisa, e quando alguém esquecia era obrigado a comprar na padaria ao lado. Naquele dia, Soninho, um dos amigos, chegou sem nada e logo foi avisado de que só entraria se comprasse algo lá no "Fortão", como chamavam o dono da padoca.

176 | O ÓBVIO QUE VOCÊ DEIXA PASSAR

— Porra, de novo, Soninho? Semana passada você deu esse mesmo migué — falou Azulino.

— Ele é cheio dessas, né? Acha que a gente vai cair nesse papinho — brincou Thiago.

— É, Yes, ele é muito mão de vaca. Ô Soninho, aproveita e já traz uma vodca pra gente colocar neste iogurte aqui — disse Tinto, chamando Thiago por seu apelido.

— Tá doido, Tinto?! Você tem que parar com isso, mano. Não são nem nove horas e já quer beber? Ontem não foi suficiente? — perguntou Azulino.

— Ah, é pra aproveitar que ainda tô sob efeito, pra continuar.

— Eu vou atrás de alguém pra te ajudar. Não é normal isso, não, mano — disse Thiago, vulgo Yes, falando a sério.

— Me deixa! Tô bem assim. Vai logo, Soninho. A gente tá com fome aqui — replicou Tinto, mordendo um pedaço da baguete de calabresa, procurando desconversar.

Aquele era um compromisso entre os quatro amigos. Todo sábado, antes do futebol, tiravam um tempo para a resenha. Isso quando não aproveitavam para continuar o papo depois do jogo, com um ótimo almoço feito pela mãe de Thiago. Era sempre uma deixa para os outros três ficarem um pouco mais, para jogar conversa fora e competir no videogame — os quatro eram, de fato, apaixonados por futebol. Mas Thiago precisava dar a notícia, principalmente para Azulino e Soninho, que trabalhavam com ele no telemarketing.

— Manos, preciso contar uma parada pra vocês — começou.

— Vai dizer que tá apaixonadinho de novo, Yes? — brincou Soninho.

— Nada disso. A parada é mais séria — falou Thiago, perdendo totalmente o tom descontraído.

— Vai, desenrola, carretel. Qual foi? — disse Tinto.

— Eu tô de saída lá da Catavento.

— Oxe, como assim? — perguntou Soninho.

CAPÍTULO 11 | **177**

— É, cara. Vocês sabem que eu sempre quis trabalhar em agência, e agora a oportunidade surgiu.

— Mas não é aquela que você chegou atrasado, é? Mó mané você, hein? — falou Tinto.

— É, mano. Abriu uma vaga nova lá e me chamaram. Aí aceitei.

Até esse momento, Azulino estava quieto. Sem esboçar nenhuma reação. Soninho e Tinto eram os mais brincalhões e tiravam sarro do amigo, que agora iria para um novo lugar. Mas o semblante mais sério de Azulino preocupava, até que Thiago teve que intervir.

— E aí, mano? Não vai falar nada, não?

— Mano, eu só tô pensando numa coisa aqui.

— Vixe, qual foi, Azulino? — perguntou Soninho.

— Tô aqui pensando: Será que a laje lá de casa vai segurar geral? Porque a gente tem que comemorar com um churras, né? — disse ele, levantando-se e caminhando na direção de Thiago para cumprimentá-lo.

— Caraca, mano! Você me assustou — disse Tinto. — Mas tô muito dentro.

— O Yes banca a carne; ele era patrão e ficou mais ainda. Quero nem saber! — completou Soninho.

Era o alívio de que Thiago precisava. Contar com o apoio dos três amigos era fundamental. Principalmente porque dois deles trabalhavam com ele, no mesmo setor, e agora teriam que se virar sozinhos. Thiago sempre procurava ajudá-los lá dentro, apoiando e incentivando o crescimento deles na empresa; vivia repetindo que precisavam ter mais ambição e acreditar em seus sonhos. Se não tinham culpa de terem nascido onde nasceram, seriam totalmente culpados se ficassem no mesmo lugar para sempre. Sua própria mudança de emprego era um exemplo para que eles continuassem firmes na direção certa.

— Fê, tudo bem?

— Oi, Ciça. Tudo, sim, e você?

178 | **O ÓBVIO QUE VOCÊ DEIXA PASSAR**

— Estou ótima. Pode me ajudar em uma coisa? Prepara aquele relatório de crescimento do último mês? Terei uma reunião com a diretoria e preciso levar esses números para eles.

— Claro, te entrego até sexta, pode ser?

— Está ótimo. Obrigada, gatinha.

Aquela rotina era familiar para Cecília, mas era a primeira vez que a vivia como gerente de área. Desde a promoção de Dani, que também a promoveu, Ciça mandava e desmandava no setor, mas sempre com muita coerência. Sua antiga chefe a tinha preparado muito bem, mas seu jeito peculiar fazia com que a garota se destacasse ainda mais. É bem verdade que o fato de ela ser muito justa e simpática tornava as coisas mais simples. Cecília era uma grande líder, seguindo com maestria os passos de Dani, mas colocando sua própria assinatura em tudo.

Esta tinha sido a sua maior lição: inspirar-se em alguém, mas construir a própria história. E estava fazendo isso. O incômodo era que as novas atribuições consumiam muito do seu tempo, saindo várias vezes mais tarde do trabalho, o que a matava por dentro. Nem sequer conseguira falar pessoalmente com as amigas desde a promoção, quebrando o ritual de se encontrarem todas as quartas-feiras.

E, por falar nelas, a última vez que haviam se visto fora pouco antes da promoção de Ciça, e já havia se passado um mês. Assim que ela e Dani saíram daquela reunião, a garota correra para seu carro a fim de dar a notícia. Ju e Nina ainda estavam em Cancún, curtindo cada centímetro daquele paraíso, mas apreensivas com a situação da amiga. Quando receberam a ligação, ansiavam por ouvir o que ela tinha a dizer:

— Amiga, o que aconteceu? — perguntou Nina, visivelmente ansiosa.

— Vocês não vão acreditar — disse Ciça, fazendo suspense.

— Vai logo. Tô quase pegando o avião e indo praí — falou Ju, em tom acelerado.

— Calma, meninas, não precisam voltar. Eu tô bem, mas quero dizer que finalmente aconteceu!

CAPÍTULO 11 | 179

— Você tá grávida? — perguntou Ju, novamente esbaforida. — Ai meu Deus, vou ser tia. Obrigada, Ciça — falou e foi saindo da tela, com a voz cada vez mais distante.

— Vira essa boca pra lá. Nem treinar eu tô treinando. Aliás, saudades… — disse Ciça em tom de deboche.

— Vai, conta logo. Para de enrolar, Cecília — disse Nina, levemente irritada.

— Tá, vou contar. Fui promovida!!!

— Aêêêêê!!! — gritaram as duas amigas do outro lado da tela.

Realmente, essa promoção era muito aguardada por todas. Só elas sabiam quanto aquilo significava para Ciça, que havia muito se cobrava para ser perfeita e impecável a fim de alcançar o próximo nível. Abrira mão de muita coisa para chegar ali: noites com as amigas, relacionamentos amorosos e até de si mesma, principalmente quando se comparava com outras pessoas, sempre se rebaixando e se sentindo incapaz. A pressão psicológica era imensa e, por isso, aquele momento era tão especial. Choravam juntas ao mesmo tempo que gritavam felizes. Como era linda aquela amizade. Poder contar com pessoas que te apoiam e ficam felizes com seu sucesso faz toda a diferença na jornada.

Conversar com elas era sempre muito prazeroso. Aliás, precisavam fazer isso o quanto antes. Então, para acabar de vez com a distância, Ciça enviou uma mensagem no grupo das meninas para marcar um bate-papo naquele mesmo dia. Falaria com elas não importasse a hora, nem que fosse por vídeo, como da última vez. Todas toparam o encontro e marcaram para as onze da noite para não ter chance de alguém desmarcar, já que todas estavam meio ferradas ultimamente.

Como não queria ser o motivo de mais um cancelamento, tratou de focar as coisas que precisava fazer. A agenda nesse dia estava um pouco caótica, mas poderia; no mínimo, almoçar "tranquila", ainda que fosse um encontro de negócios. Pelo menos o restaurante escolhido era um de seus favoritos. Não somente pelo lugar, que era incrível, mas porque comeria

180 | **O ÓBVIO QUE VOCÊ DEIXA PASSAR**

o prato que mais amava na vida, risoto de *funghi*, e o de lá era simplesmente divino.

A reunião foi tranquila. Não era nada muito urgente, mas precisariam ter atenção nos próximos dias, pois seria um projeto grande e que demandaria muito esforço da área que Ciça coordenava. Em outras palavras, mais uma reunião para comer, aproximar-se e gerar *network*. Pura estratégia, do grego, *strateegia*, como diria Capitão Nascimento no filme *Tropa de elite*.

Voltando para o escritório, Ciça se concentrou no que precisava entregar. A reunião com o cliente havia lhe trazido ainda mais trabalho. Após apresentar as ideias, precisava fechar o conceito da nova campanha e marcar a apresentação com a agência. Era hora de ficar reclusa. Pediu à sua secretária que não permitisse que ninguém entrasse em sua sala, a não ser em caso de vida ou morte. Aliás, esta era outra novidade: tinha um espaço só dela. A sala, muito bem decorada por sinal, estava repleta de tudo que trazia boas vibrações em sua vida: fotos com seus pais, com suas melhores amigas e das várias viagens que fizera, além de um quadro bem grande com seu destino dos sonhos: Santorini. Será que alcançaria mais esse objetivo nos próximos anos? Ela tinha certeza que sim.

Ficou tão imersa no projeto que nem viu a hora passar. Só se deu conta do horário quando Fernanda bateu à porta perguntando se ela precisava de algo. Olhou no relógio: 20h42.

— Menina do céu. O que você está fazendo aqui ainda?

— Estava adiantando coisas do relatório — respondeu a secretária.

— Não faz mais isso, tá? Seu horário é até as seis. Se ficar mais que isso, vou te dar um puxão de orelha, viu? Vai curtir a família — disse Ciça em tom de brincadeira.

O mais engraçado era que Fernanda era mais velha que Ciça. Tinha vinte e oito anos, era casada e tinha um filho de pouco mais de um ano. Sempre que via fotos daquele bebê, Ciça abria um grande sorriso. Lembrou-se da vez em que Fê o levou ao escritório e foi a sensação do departamento.

Poder contar com pessoas que te apoiam e ficam felizes com seu sucesso faz toda a diferença na jornada.

@felipemoller

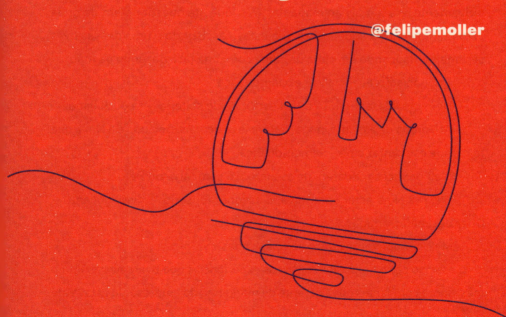

182 | O ÓBVIO QUE VOCÊ DEIXA PASSAR

Cecília não tinha muita habilidade com crianças, sobretudo com as pequenas, e, embora aquele bebê fosse maior do que muitos, achou melhor não
arriscar em pegá-lo no colo. Preferiu somente apertar as bochechas fofi-
nhas daquela coisinha linda.

— Tá bom, Ci. Até amanhã.

— Até amanhã, Fê.

Era hora de ir também. Precisava tomar um banho antes de falar com suas
amigas. O trânsito já estava mais ameno àquela hora, então não demoraria.
Ao chegar em casa, foi recepcionada por sua cadelinha, Canela, com vários
"lambeijos". Recebeu um beijo na testa de seu pai e retribuiu, fazendo o mesmo com sua mãe. Os dois estavam bonitinhos, abraçados na sala, vendo uma
série. Era seu novo hobby romântico. Ela jantou uma sopa rápida que tinha
na cozinha, tomou banho e estava pronta para ver as amigas. Faltava um tempinho até a hora combinada, então decidiu dedicar meia horinha à leitura de
um livro. Adorava esse novo hábito.

A "viagem" estava tão boa que logo chegou a hora de falar com as amigas. A saudade era tão grande que Juliana já chegou berrando. Ela, definitivamente, era a mais animada das três, que até questionaram de onde
vinha tanta energia àquela hora. Ela estava assistindo a uma dessas *lives*
sertanejas, dançando em cima da cama com uma taça de vinho na mão.

— Aôôôôô sofrêêêência!!! — exclamou Ciça.

— Nem me fale, amiga. Tá difícil esta vida de solteira — falou Juliana.

— Aff, muda de assunto, miga. Carência tá demais. Sortuda é a Nina, que
tem onde esquentar o pé — lamentou Ciça.

— Melhor vocês mudarem de assunto. Tô com raiva do Beto.

— Ixe, pra Nina estar com raiva, o assunto foi sério — disse Juliana. —
Quer desabafar, amiga?

— Melhor não. Vamos falar de coisas boas.

E assim o papo fluiu. Ciça contou as experiências que tivera nesse último
mês, agora como mais nova gerente de marketing da empresa. Já estava até

CAPÍTULO 11 | 183

se acostumando com a nova nomenclatura. Contou que tinha muito mais autonomia naquele momento e isso era incrível.

Juliana, por sua vez, estava com os mesmos pepinos de sempre. Seu pai se intrometendo em toda decisão que tomava. Por sorte, Diogo fazia bem esse meio de campo entre os dois. Juliana até confidenciou que essa carência toda estava fazendo-a olhar com outros olhos para o garoto.

— Pena que é muito bebê — disse ela.

Mas, profissionalmente, estava cansada. Pensava mesmo em mudar de ramo. Ela adorava comida vegana e esse mundo *fitness*; talvez ali estivesse um novo caminho a seguir, mas lhe faltava coragem. Ao dizer isso, as duas outras amigas apoiaram a mudança. Ela tinha dinheiro, podia fazer essa transição e, mesmo que não tivesse, conseguiria fazê-la com organização e paciência.

Já Nina estava de mau humor. A briga com Beto a deixara assim. No início, estava apenas ouvindo Ciça e Ju, mas, quando desatou a falar, não parou mais. Estava feliz no trabalho, mas, bastante desgastada.

As três perceberam que estavam dando muita ênfase à carreira profissional, o que era natural naquele momento de vida delas, mas que também não podiam deixar de lado o que realmente importava: os laços de amizade e as pessoas de quem gostavam. Apesar de virtual, o encontro as deixou com o coração quentinho.

— Vamos nos ver semana que vem? — sugeriu Nina.

— Eu topo. Tô precisando abraçar vocês — disse Ju, ainda com a taça de vinho na mão.

— Vamos naquele barzinho lá na Paulista? Eu tenho uma reunião lá pertinho, daí a gente já mata essa saudade — propôs Ciça.

— Eu topo — disse Nina.

— Eu também — concordou Juliana.

— Fechado então! Quarta-feira! — decretou Ciça.

— Como sempre, né? — concluiu Nina.

184 | O ÓBVIO QUE VOCÊ DEIXA PASSAR

— Então tá. Vou descansar, meninas. Amo vocês.

Naquele dia, Thiago saiu ainda mais cedo de casa. Tinha alguns *jobs* para entregar logo de manhã, e, apesar de ter deixado o trabalho muito tarde no dia anterior, chegar antes do horário o ajudaria a adiantar algumas coisas. Tomou aquele habitual café com leite e bolo quentinho no terminal — como estava certo de que teria pouco tempo para comer qualquer coisa quando chegasse à agência, era melhor garantir.

No caminho, como em vários dias desde que entrara nesse novo trabalho, viu-se pensando naquela bendita moça. Como podia um encontro de relance marcar tanto? É bem verdade que, algumas vezes, fez o mesmo caminho daquele dia só para tentar encontrá-la novamente. Sem sucesso. Por vezes pensou até que havia sonhado e que ela nunca existira. Era bem provável que sim.

Thiago chegou à agência, ligou seu iMac e começou a criar. Tinha algumas peças para finalizar da campanha que entraria no ar antes do meio-dia. Ainda não eram nem oito horas da manhã e lá estava ele, cem por cento focado. A agência vazia ajudava o garoto, que nem sequer olhava para o lado. A primeira pessoa a chegar foi Fernando, co-diretor de criação da empresa. Logo em seguida, Daniel, o outro diretor de arte. Desde que Thiago começara na agência, ficou claro que Daniel se sentia ameaçado. Por um lado, isso era bom, pois fazia o rapaz elevar a qualidade do que fazia; por outro, nem tanto, pois não entregava os trabalhos com a rapidez desejada, e muitos voltavam quando, na pressa, um ou outro detalhe importante escapava. Isso deixava Thiago nervoso.

Aos poucos, mais e mais pessoas chegavam. O horário de entrada, respeitado por todos, era normalmente dez horas, um padrão em se tratando de agência de publicidade. Agora, horário de saída... Era melhor deixar esse assunto para lá. O bom é que sempre pediam pizzas nesses dias de turno dobrado. *Uhul, que baita incentivo*, pensavam eles. Mas tudo bem. Mãos à obra.

Thiago continuava ali, impecável em suas entregas e prazos. Bia até tentava não passar mais coisas para o garoto, mas era inegável que ela o preferia, principalmente pelo capricho. Porém, a pedido de Fernando, Bia mandava parte do trabalho para Daniel, que ficava cheio de si. Para ele, quanto mais trabalho tivesse, maior seria o seu reconhecimento. Tadinho. Mal sabia que ele era requisitado porque Thiago estava muito ocupado.

— Thiago, não vai almoçar? — perguntou Fernando.

— Vou, sim, cara. Só preciso terminar esta aqui.

— Termina depois do almoço. Vai tomar um ar. Tá sentado aí desde que chegou. E olha que você chegou antes de mim. Vai lá — Fernando praticamente ordenou. — Bota a blusa que tá frio lá fora, hein?

Verdade, preciso esticar as pernas, pensou Thiago. Olhou o celular e viu uma mensagem.

E aí, brow. *Vamos naquela feijuca hoje? Tenho uma parada pra te mostrar.*

Ele havia se esquecido do almoço com seu novo colega. Correu até o boteco e lá estava o rapaz, no balcão, como na semana anterior.

— Cara, hoje pedi uma grande, daí a gente racha e não tem desperdício, pode ser? — disse Sandro.

— Claro, melhor assim — falou Thiago.

— Beleza. Cara, voltei pra casa aquele dia empolgado. Fiquei até tarde com meu marido no estúdio.

— Espera, como assim "marido"? Você é…

— Sim, cara. Sou casado. Não te contei?

— Cara, eu jurava que não. Você não é muito novo pra casar?

— Quando a gente encontra o amor da nossa vida, não tem por que esperar.

— Que sorte a sua, cara. Um dia vou encontrar a minha metade também. — respondeu Thiago, levemente frustrado.

— Vai ver é aquela mina de vermelho que você falou — brincou Sandro.

186 | O ÓBVIO QUE VOCÊ DEIXA PASSAR

— Acho que ela é invenção da minha cabeça, isso, sim.

— Invenção ou não, agora ela virou música.

Os dois ficaram ali trocando ideia. Sandro mostrou algumas alterações que fizera na letra, arrancando um sorriso de Thiago. Era muito louco pensar que duas pessoas que se conheceram uma semana antes tivessem tanto em comum. Mais louco ainda era Thiago pensar que a poesia que escrevera tinha ganhado vida. Mas queria ouvi-la logo. Não tocariam ali no boteco porque era muito apertado, mas, assim que sairam, encaminharam-se novamente para a avenida principal, onde Sandro se arrumou e ajeitou seu violão. Thiago estava a pouquíssimos segundos de ouvir a tão sonhada música. E o amigo começou.

A melodia era linda, bem como a voz daquele estiloso rapaz. Seu timbre ecoava pelas ruas e qualquer um que passasse ali abria um largo sorriso. A letra falava do amor entre um homem e uma mulher, mas Thiago pôde perceber que o amor é maior do que isso. Há amor entre casais, amor entre pais e filhos, amor entre amigos. Nesse instante, começou a observar as pessoas. Reparou em suas emoções e atitudes. Umas sorriam, outras estavam de rosto fechado. Umas olhavam o celular, outras estavam de mãos dadas.

Virou mais um pouco e uma cena chamou a sua atenção. Eram duas garotas se abraçando. Pareciam se despedir, emocionadas. Uma despedida doída, daquelas que parecem definitivas. Atrás delas, uma mulher um pouco mais velha, porém muito elegante, observava-as com lágrimas nos olhos. Estavam diante de um prédio espelhado, bem bonito. Thiago conhecia o lugar. Ali havia um escritório de advocacia muito importante. Pelo menos era o que parecia, a julgar pelos carrões que saíam daquela garagem. Observou um pouco mais e pôde, mesmo de longe, ler os lábios de uma das garotas, desejando boa sorte, completando com "eu te amo". Não havia dúvida, era uma despedida.

Aquela *vibe* da música tocada por Sandro também o emocionou. Parecia uma daquelas cenas de filme em que se veem até passarinhos voando

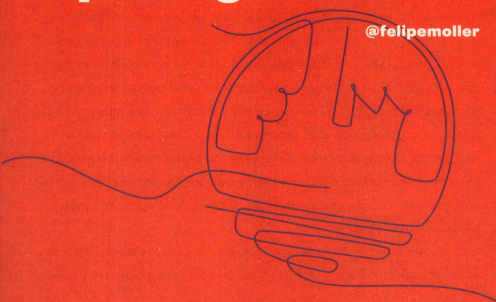

Não podiam deixar de lado o que realmente importava: os laços de amizade e as pessoas de quem gostavam.

@felipemoller

188 | O ÓBVIO QUE VOCÊ DEIXA PASSAR

e sol batendo forte em seu rosto, formando um halo. Apesar do dia frio, aquele solzinho aquecia a muitos ali. Era, de fato, emocionante. Podia ficar ali, ouvindo sua música ser tocada por horas e horas. Sandro era realmente muito talentoso.

Thiago só saiu do transe porque seu celular tocou. Era Fernando. Será que tinha acontecido algo?

— Oi, Fê! Tudo bem? Aconteceu alguma coisa?

— Não, cara. Desculpa atrapalhar seu almoço. Mas é que vamos ter uma reunião já já. Eu ia levar o Daniel, mas ele se enrolou com algumas coisas aqui. Você vem comigo?

— Eu tenho algumas peças pra entregar pra Bia agora.

— Não precisa, caiu uma parte do *job*. O que você entregou já tá valendo. Te espero aqui; a reunião começa já já.

Thiago se despediu de Sandro, explicando o motivo de ter que voltar logo. Recebeu um grande abraço do amigo, que o convidou para ir ao seu estúdio acompanhar a gravação. Queria jogar essa música na internet. Isso se Thiago topasse, claro.

— Tá maluco? Se isso bombar, vamos ficar milionários. Pode ser no fim de semana? — perguntou Thiago, despedindo-se, pois já estava atrasado.

Precisava correr. Isso o fez se lembrar daquele primeiro dia, o da entrevista frustrada. Hoje, aquela região era tão familiar para ele que, mesmo que se perdesse, ainda chegaria a tempo. A avenida Paulista tem suas pegadinhas, mas, depois que você as aprende, fica muito fácil andar por ali. Não à toa, em poucos minutos já estava na agência novamente. Apesar da pouca distância que percorrera, Thiago chegou suado. Antes de ir para sua mesa, deu uma passada no banheiro. Ouviu alguns barulhos na copa, o que indicava que o cliente já estava lá; então, era hora de se apressar. Lavou as mãos, o rosto e se secou.

Sem querer ser visto naquele estado, correu para sua mesa. Tinha de pegar seu caderno de anotações; afinal, se houvesse algum pedido, era bom registrá-lo. Adotara esse costume na época de telemarketing, e isso sempre o ajudava. No caminho até a sala, encontrou Fernando, que agradeceu por Thiago estar lá. Disse que ele merecia esse voto de confiança e pediu desculpas pela correria. O garoto também agradeceu, dizendo que estava sempre preparado para o que ele precisasse.

Adentraram a sala de reunião que ainda estava vazia. Fernando se ofereceu para buscar um café e o jovem aceitou. Não gostava muito, mas todo mundo bebia nessas ocasiões. Sentia-se mal por não fazer parte do "clubinho". Naqueles minutos em que ali ficou sozinho, várias coisas passaram por sua cabeça. Certamente, esse projeto seria importante, já que cliente vir à agência não era coisa comum, que dirá o diretor de criação chamar também um diretor de arte para participar. Isso, aliás, era motivo de reclamação da maioria do pessoal da criação: só viam o problema quando o prazo já estava no final.

Sentado ali, Thiago reparou em algo que fez seu coração disparar: em uma das cadeiras havia um casaco. Até aí, normal. O problema é que o casaco era vermelho. Sua mente viajou. O que significaria aquilo? Poderia ser ela? Nem deu tempo de raciocinar muito, pois em poucos minutos algumas pessoas entraram na sala. Fernando foi o primeiro. Beatriz veio logo depois, seguida por Rogério, o redator. Havia ainda mais duas pessoas que ele não conseguiu ver de primeira, mas, tão logo pôde perceber, suas mãos gelaram, o corpo arrepiou e a garganta secou: era ela.

Ela, a musa dos seus sonhos. A moça da pele de porcelana, olhos castanhos e óculos de armação dourada. Era ela, a mulher que, assim como em seu poema, andava bela como a deusa Atena.

O sangue de Thiago gelou e os olhos embaçaram. Como seria possível? Ele a procurara todo esse tempo sem sucesso, e agora ela estava ali, bem diante de seus olhos. Bastava saber uma única coisa e ele estava prestes a descobrir. Algo que, por vezes, pirou a sua cabeça. E a resposta veio logo a seguir.

— Boa tarde, pessoal. Obrigada por estarem aqui. Meu nome é Cecília, mas podem me chamar de Ciça.

**Antes de nos despedirmos,
quero fazer uma pergunta a você:
Todos os protagonistas deste livro são negros.
Você os imaginou assim?**

UM CONVITE PARA VOCÊ:

Esses personagens foram criados por mim, mas agora fazem parte também da sua vida. Aliás, essa história não acaba aqui...

oqvdp.com
#oqvdp

Este livro foi impresso
pela gráfica Edições Loyola
em papel pólen bold 70g
em setembro de 2020.